# EXPOSÉ

DES PRINCIPAUX PASSAGES CONTENUS DANS LE

# SI-YUEN-LU

PAR

## LE Dr ERN. MARTIN

PARIS

ERNEST LEROUX, ÉDITEUR

LIBRAIRE DE L'ÉCOLE DU LOUVRE

DE LA SOCIÉTÉ ASIATIQUE, DE L'ÉCOLE DES LANGUES, ETC.

28, RUE BONAPARTE, 28

1884

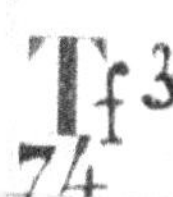

# SI-YUEN-LU

ANGERS, IMPRIMERIE BURDIN ET Cⁱᵉ, RUE GARNIER, 4.

# EXPOSÉ



# SI-YUEN-LU

PAR

## Le D<sup>r</sup> Ern. MARTIN

PARIS

ERNEST LEROUX, ÉDITEUR

LIBRAIRE DE L'ÉCOLE DU LOUVRE

DE LA SOCIÉTÉ ASIATIQUE, DE L'ÉCOLE DES LANGUES, ETC.

28, RUE BONAPARTE, 28

1884

EXPOSÉ DES PRINCIPAUX PASSAGES CONTENUS

DANS

# LE SI-YUEN-LU

Ce n'est pas, à proprement parler, la traduction littérale et complète d'un livre chinois que nous essayons de donner, mais plutôt une analyse assez exacte et assez étendue pour qu'on puisse juger de l'état de la médecine légale en Chine et conséquemment de la jurisprudence qui découle des principes de cette science.

Mais, avant d'aborder notre sujet, qu'on nous permette quelques réflexions générales.

Toute œuvre, fût-elle à peu près dénuée de valeur littéraire ou scientifique, peut néanmoins présenter certains aspects qui la rendent utile à consulter pour ceux qui recherchent les manifestations des idées et des conceptions propres à un peuple, et des détails sur ses mœurs et ses habitudes sociales et ses superstitions : ce sont là autant de matériaux que l'ethnographie utilise et qui servent à établir le degré qu'occupe ce peuple dans l'échelle de la civilisation.

Les sinologues sont sans doute bien éloignés encore d'avoir épuisé la série pour ainsi dire infinie des matériaux que les Chinois ont entassés depuis les premiers temps d'un passé si reculé qu'il semble défier toutes les chronologies que les savants ont proposées : toutefois, ce qu'ils nous ont fait connaître constitue

des éléments d'appréciation qui permettent d'exprimer des jugements tels que les recherches ultérieures ne nous paraissent pas
destinées à les modifier beaucoup dans leurs bases. Certains
d'entre eux ont, sans doute, fait des réserves pour ce qui con-
cerne la philosophie : il en est même et des plus autorisés, tels
que Meadows, dans son très remarquable ouvrage (*Chinese and
their Rebellions*), qui vont jusqu'à comparer les métaphysiciens
chinois aux plus grands de l'Europe ; il prétend reconnaître que
Leibnitz a extrait sa théorie dynamique des commentaires de
Tchou-tze, écrivain du xiiie siècle : ce même auteur anglais déclare
que pour lui la métaphysique sinique donne une idée aussi
exacte de la divinité que celle du célèbre philosophe Morell.

Mais quand il s'agit de science, les jugements ne sont plus les
mêmes ; presque tous sont unanimes à la déclarer nulle.

Lorsque les missionnaires européens, envoyés par la cour de
Rome, quittèrent leur patrie pour se rendre dans ces contrées
lointaines dans le but de les évangéliser, ils ignoraient ce qu'était
ce peuple sur lequel ils n'avaient que des renseignements bien
insuffisants, et qu'ils n'étaient pas éloignés de se représenter
comme à demi barbare.

Grand fut leur étonnement lorsqu'ils s'aperçurent qu'ils avaient
à traiter avec une société fort policée, pourvue d'une agriculture
admirable, douée à un haut degré du génie commercial, très
adonnée aux arts et à l'industrie, paternellement gouvernée,
sagement administrée, usant pour le dénombrement des habitants d'une méthode que Vauban[1] regardait comme aisée et sûre
et qu'il proposait comme un modèle à imiter à son pays ; au spectacle de cette civilisation supérieure à celle de beaucoup d'États
de l'Europe, il se fit dans leur esprit une réaction telle que leurs
correspondances avec l'Occident y produisirent une grande sen-
sation.

Était-ce bien l'expression de leur sentiment intime, ou plutôt
ne jugeaient-ils pas plus opportun de caresser l'orgueil d'une

---

[1] *Journal des Économistes* : de Rochas, *Pensées inédites de Vauban*, série
T, xviii, 15 mai 1882.

nation dont il importait avant tout de s'attirer les sympathies, afin de donner des bases solides à une conquête religieuse qui était leur objectif principal et la fin dernière de leur mission ?

Quoiqu'il en soit, leurs correspondances sont toutes marquées au coin d'un sérieux caractère d'observation et leurs informations précises ont été pour le P. du Halde, une source où il a puisé les documents qui lui ont servi à édifier cette admirable compilation qu'on consulte encore de nos jours avec tant de fruit. Or, le tableau que cet écrivain fait, de la civilisation chinoise, est tout à la louange de la nation, et se livrant à des comparaisons avec l'Occident, il trouve, par exemple, que les choses se font mieux en Chine : selon lui, les établissements hospitaliers sont mieux tenus et les prisons n'y sont pas *ces sales repaires qu'on rencontre en Europe : elles sont propres et visitées par des médecins : celles des femmes sont séparées de celles des hommes*, etc., etc.

*La justice est lente*, dit du Halde, *mais elle est sérieuse : les affaires criminelles passent par cinq ou six tribunaux et on informe avec soin sur la vie des accusés, des accusateurs et des témoins.* (II<sup>e</sup> Vol., p. 131) (voir note 1.)

Dans ses mémoires, le P. Le Comte émet un jugement semblable (p. 28.) : *Les tribunaux sont subordonnés et la vénalité est impossible ; la justice est gratuite ; les témoins doivent être irréprochables ; on informe sur eux.*

On trouve au t. IV, p. 127, des *Mémoires concernant les Chinois*, que *le Code des Lois de la Chine est sans contredit un des plus beaux monuments de l'esprit humain.*

Plus loin, p. 156, il est dit que *les lois criminelles sont moins cruelles que celles de l'ancienne Rome ; que la gradation des supplices est proportionnée à la nature des crimes ; que le coupable le sait et ne se plaint jamais ; que la forme des jugements est telle que la sentence n'est définitive qu'après preuve complète ; que l'empereur fait examiner par les premiers magistrats de Pékin tous les dossiers et qu'il ne signe les sentences qu'après avoir médité dans la solitude et s'être préparé dans le jeûne et la prière.*

Depuis cette époque qui marque le point culminant de la grandeur de l'empire chinois, les situations respectives ont bien changé et tout à l'avantage de l'Europe. Le document suivant et de date toute récente l'atteste ; il est extrait de la *Gazette de Pékin*, feuille officielle de l'empire : « Depuis le mois de septembre 1865, jusqu'au mois d'août 1866, il n'y avait pas eu de pluie et la sécheresse excessive menaçait la population d'une grande misère : l'Empereur avait à diverses reprises fait des prières au ciel et ordonné des sacrifices, mais ses vœux n'avaient pas été exaucés : il a recours alors au moyen suivant : « J'ordonne, dit-il, de libérer tous les gens détenus sans raison dans les prisons de l'État, de juger au plus vite les causes en souffrance et d'améliorer le régime des prisons. »

À la suite de cet édit impérial, Hia Hien-heng, l'un des membres de la cour des censeurs, adresse à l'Empereur un mémoire dans lequel il s'élève contre les exactions des employés des Yamens provinciaux. « Ces hommes, dit-il, sont de véritables loups nourris par l'État : il leur faut la *peau*, le *sang* et la *moelle* de leurs victimes. C'est pourquoi le peuple préfère les violences des mauvais citoyens au recours aux tribunaux pour se faire rendre justice. La plupart des mandarins ont peur de ces brigands officiels et n'osent sévir contre eux : beaucoup s'en servent pour s'enrichir aux dépens du peuple. » Le censeur Hia Hien-heng demande *que les mandarins soient invités à conserver seulement le nombre d'employés strictement indispensables aux besoins de leurs services respectifs.*

Il est donc manifeste que la magistrature chinoise a dégénéré, qu'elle a cessé de mériter les éloges que du Halde et Le Comte lui décernaient jadis et que, quant au régime des prisons, il mérite à son tour les épithètes que le premier de ces auteurs adresse aux établissements qui existaient de son temps en Europe.

Mais quand à la question scientifique, les assertions des missionnaires cessent d'être aussi justes : sans doute il y a des sinologues très versés dans la vieille langue chinoise qui prétendent que les sciences de l'antiquité sont supérieures à celles de l'époque actuelle : c'est là une proposition relative et qui, s'appliquant aux choses de la médecine, ne nous paraît pas assise sur des preuves bien convaincantes. Qu'on prenne par exemple le plus ancien traité de botanique : il a pour auteur l'empereur, Shèn-nung qui vivait vingt-sept siècles avant J.-C. [1] et est généralement désigné sous le nom de *Pen-king* : c'est un herbier classique qui d'après la description qu'en donne notre savant ami le Dr Bretschneider [2] ne paraît pas avoir de valeur autre que celle d'un traité où les plantes sont l'objet d'une simple énumération.

Le Rh-ya est un dictionnaire botanique qui date de douze siècles av. J.-C., et qui n'a pas d'autre importance que le *Pen-king* ; que le *Ki-han* et enfin que le *Pen-tsao-kang-mou*, qui est la plus vaste encyclopédie des sciences naturelles chinoises, et à laquelle le Dr Bretschneider refuse toute valeur scientifique.— « C'est, dit-il, une assertion indéniable, que les Chinois ne savent pas observer : ils n'ont aucun souci de la vérité : leur style est négligé et rempli d'ambiguïtés : ils se complaisent dans le merveilleux et dans des remarques et des digressions puériles [3]. » Voilà le bilan des ouvrages de sciences naturelles, et ce jugement du Dr Bretschneider s'applique aussi bien aux anciens qu'aux modernes, car s'il y avait eu une différence entre eux, elle n'eut pas manqué d'être signalée par ce savant dont la compétence égale au moins celle des illustres professeurs auxquels se réfère le Dr Harland dans son intéressant travail.

Passons maintenant aux sciences médicales proprement dites : leur nullité ne le cède en rien aux précédentes : cependant il est juste de reconnaître qu'un fait historique considérable a pu en arrêter l'essor : ce fait consiste dans l'introduction du bouddhisme qui impose le respect des morts et défend toute dissection, base indispensable de la science : aussi voit-on qu'à partir du Ier siècle de notre ère, la médecine chinoise présente un amas confus de doctrines informes. Or, au temps des missionnaires jésuites, la médecine européenne n'offrait pas non plus un spectacle

[1] Le Dr Harland dit trente et un siècles : *Transact. of China*, 1847, p. 21. Nous préférons la fixation du Dr Bretschneider, si compétent dans la littérature chinoise (ouv. cité dans la note ci-dessous, p. 1).

[2] *De la Valeur des ouvrages botaniques chinois*, .. etc. Pékin, 1870, p. 1, par le Dr Bretschneider.

[3] Ouv. déjà cité, p. 7.

bien brillant : les traditions des grandes Écoles de l'antiquité avaient reçu le choc du moyen âge : cependant il restait encore de ces traditions des vestiges suffisants pour qu'au premier souffle de la renaissance, la science reprit sa marche, et, observée à cette époque, il est difficile d'admettre qu'elle ne fût pas supérieure à la science chinoise : conséquemment, quand ces missionnaires disent à l'envi que cette nation excelle dans l'art médical, il est impossible de ne pas surprendre dans leurs jugements, cette tendance habituelle à profiter de toutes les occasions d'être agréables à leurs puissants protecteurs.

Suivant ces mêmes missionnaires, il meurt plus de monde dans les campagnes que dans les grandes villes et la raison de ce fait, c'est qu'il n'y a que des ignorants dans les villages, tandis que les centres populeux possèdent des médecins habiles.

Ils soutiennent que les ouvrages sont toujours conçus avec ordre et méthode, et ils s'extasient sur la découverte que les savants de ce pays ont faite du rapport entre les mouvements du soleil et ceux du sang.

Quant à l'anatomie, ils la considèrent comme assez avancée et voici à quoi ils attribuent la connaissance de cette science. Vers le ıv<sup>e</sup> siècle, un gouverneur de province avait à prononcer une sentence contre quarante scélérats qui avaient fait périr plusieurs femmes et leurs enfants, et auxquels ils avaient ensuite ouvert le ventre pour en arracher les entrailles. Il vit là une occasion de satisfaire la justice et la science tout à la fois, et il convia des artistes qu'il chargea de dessiner les organes internes de ces assassins pendant que des médecins experts dirigeaient le fer du bourreau.

Tels sont les principes qui servent de base à la science de l'anatomie chez les Chinois, et qui paraissent suffisants aux missionnaires; mais ils est évident qu'il n'y a rien de sérieux à fonder sur une telle base; aussi, les théories chinoises sont-elles un tissu d'absurdités ; c'est la conclusion à laquelle est arrivé M. Lepage, qui, vers 1813, publia des *Recherches sur la Médecine des Chinois ;* il leur accorde bien quelques notions en anatomie, mais il ne porte pas son attention sur ce fait que, depuis deux siècles qu'ils ont des relations avec les Européens, ils ont pu acquérir quelque instruction par des traductions et des représentations figurées; pour ce qui est de la science des maladies, M. Lepage la considère comme obscure ou ridicule.

Depuis cette époque, un nombre assez considérable de savants de l'Europe se sont occupés de la bibliographie médicale sinique. C'est par centaines que les traductions se comptent à l'heure qu'il est; il est donc possible de se faire une idée assez exacte de l'importance de ces ouvrages, et on arrive à cette constatation qu'ils n'ont à peu près aucun intérêt.

Dans une étude historique et critique qui a paru dans la *Gazette hebdomadaire* (1873), nous avons énuméré ces traductions et donné quelques mots d'analyse sur les principales; finalement, nous sommes arrivés à conclure qu'ils sont tous dénués de valeur scientifique.

C'est le même jugement qu'en porte le Dr Henderson, dans le *Journal de la Société royale asiatique de Shanghaï* (1864, art. V, n° 4) : « Les Chinois, dit-il, ne sont pas plus ignorants en médecine que dans les autres sciences; ils n'y entendent absolument rien. »

Depuis lors, plusieurs travaux ont paru sur la médecine chinoise, et leurs auteurs ont essayé de montrer qu'elle renferme des choses qué nous pouvons utiliser. Ces auteurs se sont trompés, et nous n'insisterons pas pour démontrer l'exactitude d'une assertion que nous croyons avoir surabondamment établie. Ceci dit, il semblerait que nous ne sommes plus conséquents avec nousmêmes, en nous proposant de nous entretenir de quelque ouvrage que ce soit sur la médecine. Aussi avons-nous pris soin, dès le début, d'expliquer comment nous sommes appelé à parler du *Si-yuen-lu*.

Ce livre est une sorte de Compendium de médecine légale et de jurisprudence médicale, attendu qu'il sert de guide aux juges et aux médecins chinois.

Il a été composé vers l'an 1248, d'après les documents épars dans les divers traités de législation. Son compilateur est un certain Sung-tze, médecin célèbre de l'époque. Depuis, d'autres

éditions, toujours remaniées, ont paru, et, dans le cours du xvıı<sup>e</sup>
siècle, le chiffre s'en est élevé à sept.

Il comprend la manière dont se font les descentes de police, les
enquêtes et la description des procédés et instruments à l'aide
desquels la justice cherche à reconnaître sur un cadavre les
preuves d'un crime.

Quand les magistrats et les hommes de l'art se sont conformés
scrupuleusement aux prescriptions cette sorte de code, sont-ils
certains d'être mis en possession des preuves sur lesquelles doit
s'appuyer toute sentence conforme à la justice ?

C'est là une question délicate, mais indispensable à résoudre ;
or, notre sentiment, c'est qu'il n'est pas impossible qu'ils croient
à l'infaillibilité du criterium, c'est-à-dire des procédés que leur
fournit le *Si-yuen-lu* et qu'ils y croient au même titre que les
bonzes croient à l'infaillibilité des pronostics qu'ils tirent de la
méthode appliquée au bon ou mauvais Fong-choui, et à l'effica-
cité de leurs prières dans les cérémonies du culte des ancêtres.

Ce qui est incontestable, c'est que ce livre constitue entre leurs
mains une arme puissante ; et ce qui n'est pas moins certain,
c'est que le peuple est persuadé qu'aucun crime, et spécialement
aucun empoisonnement ne saurait échapper à l'instruction conduite d'après les procédés contenus dans le *Si-yuen-lu*.

C'est une conviction telle que, dès le moment où un accusé
apprend que son crime doit passer au crible de cette instruction,
il est tout disposé à l'aveu spontané.

A ce point de vue, il est aisé de comprendre que le *Si-yuen-lu*
est un auxiliaire précieux de la justice. De plus, si l'accusé,
comme nous venons de le dire, est enclin à déclarer son crime,
il ne s'expose pas à la torture si fréquemment mise en usage
autrefois et si terrible par les épreuves barbares auxquelles
étaient soumis les malheureux qui espéraient toujours qu'en
niant, ils échapperaient dans les cas où les témoignages faisaient
défaut. Sans doute, les services que le *Si-yuen-lu* peut rendre
aux magistrats honnêtes, sont atténués par les abus que com-
mettent ceux qui ne le sont pas, et qui sont fort probablement
en nombre supérieur ; ceux-ci ont alors toute facilité pour tirer

de fausses inductions lorsque leur intérêt est en jeu et que le gain
qu'ils cherchent à en tirer dépend d'une sentence qu'ils accom-
modent aisément à leurs caprices : l'intégrité de la magistrature
chinoise, depuis longtemps, est devenue une de ces pompeuses
théories que célèbrent à l'envi les livres de morale : mais quand
on la cherche dans la pratique, on ne la rencontre plus.

Il n'existe pas de traduction française du *Si-yuen-lu* : mais
dans les *Mémoires concernant les Chinois* (t. IV, p. 421-59), on
trouve une Notice du P. Cibot ; l'idée que ce savant missionnaire
donne du *Si-yuen*, quoique exacte, est incomplète ; ainsi, il croit
nécessaire de passer sous silence le chapitre consacré aux poisons, afin, dit-il, *de ne pas révéler à l'Europe des horreurs
qu'elle a le bonheur d'ignorer*. (Note 2.)

Plus loin (t. VIII, p. 262), du même ouvrage, nous extrayons
le passage suivant : *Les médecins chinois ont composé un livre
pour aider les mandarins, qui font lever les cadavres, à distinguer
lorsqu'un homme s'est étranglé lui-même, ou s'il l'a été par un
autre : quand il s'est noyé ou si son corps a été jeté à l'eau après la
mort ; ils ont imaginé des moyens pour faire apparaître sur un cadavre à demi putréfié et sur ses os eux-mêmes les meurtrissures et
les coups qui ont occasionné la mort.*

Dans les *Transactions of the China branch of the Royal Asiatic
Society*, se trouve une intéressante notice accompagnée d'un
Index général et qui a pour auteur W. A. Harland. M. D. 1853.

Il en existe une traduction en hollandais par de Grijs. (*Verhand.
van het Bataviaasch Genootschap van Kunsten en Wetenschappen.*
Vol. XXX ; Batavia, 1856.)

Dans la *China Review*, M. H.-A. Giles en donne une très exacte,
mais il n'y a encore, croyons-nous, que les deux premiers livres
de publiés. (Vol. III, 1874-75.)

Nous avons dit plus haut que les écrivains qui, dans les *Mémoires concernant les Chinois*, ont présenté une analyse du *Si-
yuen-lu*, se sont abstenus de mentionner les passages relatifs
aux substances toxiques. Cette omission est intentionnelle et
due, ainsi qu'ils le disent eux-mêmes, à ce qu'ils craignaient de
faire connaître à l'Europe les poisons dont les Chinois se servent

assez fréquemment et principalement dans un but abortif ; c'est aux criminalistes d'Europe à voir si, au siècle dernier, les craintes d'une importation de produits toxiques étrangers étaient fondées : aujourd'hui nous doutons que la Chine puisse grossir l'arsenal toxicologique des contrées de l'Occident.

Dans cet exposé des passages principaux du *Si-yuen-lu*, nous éviterons autant que possible les redites fréquentes résultant du manque de méthode qui est la caractéristique de la plupart des compositions chinoises.

Le *Si-yuen-lu* se compose de cinq livres ; nous les présentons dans leur ordre successif ; cependant nous omettons un certain nombre de passages qui nous paraissent par trop dénués d'intérêt, et nous en rapprochons d'autres qui se relient un peu mieux entre eux, et qui, disséminés çà et là, dans le texte chinois, donnent lieu à ces répétitions dont nous parlons plus haut.

Chaque livre est divisé en plusieurs chapitres où sont énoncés et développés les divers arguments ou propositions, et il débute généralement par des considérations générales ayant plus ou moins de rapport avec le sujet qu'il traite ; puis celui-ci s'arrête brusquement pour céder la place à l'énoncé d'une sentence, à une dissertation sur la brièveté de la vie, sur les passions auxquelles il ne faut pas s'abandonner, sur la vue d'un cadavre qui est faite pour jeter l'épouvante parmi la multitude lorsqu'elle voit la justice se livrer à une expertise ; à elle seule, s'écrie l'auteur, elle est capable de faire concevoir pour le crime une horreur salutaire ! (Note 3.)

Certains passages de l'ouvrage sont écrits en vers de sept caractères et rimés, procédé qu'on rencontre assez souvent dans les livres de sciences ; il est très difficile de pénétrer le sens de ces caractères qui ne sont d'ailleurs que la répétition de ce qui a été dit préalablement, mais cette fois sous forme cabalistique et dans le but d'en imposer, et de laisser croire que la justice a dans sa possession des armes secrètes à l'aide desquelles aucun crime ne peut lui échapper.

Le *Si-yuen-lu* ne contient pas seulement les recherches et les doctrines de l'auteur, il renferme encore l'exposé des méthodes que les empereurs précédents ont sanctionnées et qui ont paru sous le nom de tel ou tel médecin ou magistrat. C'est ainsi qu'un juge célèbre de Han-kou-sse, appelé Tsan, a composé trois livres sur cette matière, qu'il a adressés au tribunal des crimes; ils ont été examinés avec soin, et le gouverneur de la province a ordonné aux juges de son ressort d'y puiser les instructions à l'aide desquels ils fussent éclairés; les autres vice-rois procédèrent de la même manière : puis, dans le cours de la trente-cinquième année de son règne, Kien-long fit paraître un décret dans lequel il est dit que le principal juge de Han-kou-sse lui a présenté plusieurs règles nouvelles pour l'examen des os, qu'il a pris connaissance de ce travail, et qu'après y avoir ajouté ses instructions personnelles, il a apposé son cachet rouge afin que les règles nouvelles fussent revêtues d'une consécration officielle.

Dans son mémoire, Tsan insiste particulièrement sur le phénomène de la putréfaction : il prévient qu'elle est très souvent un obstacle à un examen juridique et que le *Si-yuen-lu* ne fournit pas toujours des règles suffisantes pour former une opinion décisive : c'est pourquoi, il s'est proposé d'en substituer de meilleures et ce sont celles-là qui font le sujet du Mémoire qu'il adresse à l'Empereur.

Dans le n°. 2 de la *Revue de l'Extrême Orient* [1] nous avons essayé une interprétation des trois caractères qui forment le titre *Si-yuen-lu*. Dans les *Mémoires concernant les Chinois*, l'auteur de l'analyse qui en est donnée, traduit par : *le lavage de la fosse* : tel n'est pas cependant le sens qu'il faut attribuer aux trois caractères *Si-yuen-lu* : cette traduction rappelle bien la méthode principale d'investigation employée dans les recherches médico-légales, ainsi qu'on le verra, mais elle n'est pas littérale. En effet, le premier des trois caractères signifie *laver, purifier...*; le deuxième signifie, *opprimer, nuire...*; d'où il résulte que l'association de *Si* et de *Yuen*, engendre l'expression *venger* une faute : quand au dernier caractère *Lu*, il n'a qu'une signification générale de *Recueil d'instructions...*

---

[1] *Mélanges*, page 136.

Ces acceptions sont tirées du dictionnaire de Williams dans lequel on trouve, à un autre endroit, que Si-yuen veut dire, *prendre une revanche, blanchir comme neige un préjudice, dénouer un tort...*

Conséquemment Si-yuen-lu veut dire : *Recueil des procédés au moyen desquels on lave d'une injure quelqu'un.*

Telle est la traduction donnée au titre par le Dr Harland[1] : quant à M. Giles, il dit que le *Si-yuen-lu* est un Recueil d'instructions pour le magistrat[2].

Cependant, il reste encore un point à éclairer ; s'agit-il du cadavre dont les blessures sont soumises à des lavages conformes aux méthodes scientifiques et dans le but de renseigner les experts ? S'agit-il de l'accusé dont on cherche à faire éclater l'innocence afin de le blanchir des accusations portées contre lui ?

Ce n'est pas, comme on voit, chose bien aisée que de pénétrer la véritable signification des caractères dont l'association sert de titre à l'ouvrage : et l'auteur premier de ce titre semble avoir voulu préluder par une énigme aux obscurités qui, ainsi qu'on a pu en juger, enveloppent la plupart du temps sa pensée et les instructions médico-légales qu'il présente, et auxquelles les auteurs qui ont continué le *Si-yuen* n'ont pas cherché ou réussi à donner plus de clarté.

Avec le Dr Harland, nous reconnaissons l'importance de cet ouvrage au point de vue chronologique : car on doit remonter jusqu'au milieu du xiie siècle pour trouver en Europe une publication de ce genre : ce n'est qu'en 1553 que paraît la *Constitutio criminalis Carolinæ*, et il faut attendre le commencement du xviie siècle, vers 1620 environ, pour signaler le travail de Paul Zacchias sur les *Questions médico-légales*. Le *Si-yuen-lu* est donc le premier traité de jurisprudence médicale paru dans l'Extrême-Orient, bien avant qu'aucun travail de cette nature ait été composé en Europe. Si la portée scientifique laisse beaucoup à désirer, il est juste de convenir que parfois les auteurs qui ont collaboré

---

[1] *Transactions of China B. R. As. Soc.*, 1847.
[2] *The China Review*, V, III, p. 30, et il ajoute en note que littéralement, ce mot signifie : *Instructions pour laver les injustices.*

à la confection du *Si-yuen*, font preuve d'une assez grande saga-
cité : au milieu de réflexions puériles, de hors-d'œuvre et d'observations étrangères à la question, on rencontre de temps à
autre quelques aperçus qui ne sont pas sans valeur ; tels, par
exemple, que la constatation de la présence du sable sous les
ongles, donnée comme signe de l'asphyxie par submersion *ante
mortem*, etc., etc.

Quelques questions de jurisprudence médicale sont posées
dans le *Si-yuen-lu*, mais les solutions présentées comportent
plus de développements dans le *Ta-tsing-leu-lee* ou Code des lois
de l'Empire, lequel n'est ni conçu dans le même esprit ni exécuté
d'après la même méthode que les codes des autres nations, mais
est plutôt une vaste systématisation de tout ce que comprend la
vie politique, civile, militaire et religieuse d'un peuple.

# LIVRE PREMIER.

Ce livre débute par des observations générales au sujet des expertises.

Rien n'est plus sacré que la vie humaine : la mort est un châtiment suprême ; un meurtrier doit vie pour vie ; la loi se montre sans pitié. Mais il faut bien prendre garde à ce qu'un tel châtiment ne soit pas injustement infligé ; il importe que les aveux soient personnels[1] et que l'examen des blessures soit fait d'une manière satisfaisante.

Quand ces précautions sont prises, le crime diminue de fréquence parmi le peuple et le prix de l'existence humaine devient plus grand. Une enquête mal conduite, est un préjudice causé à la victime, un encouragement à de nouveaux méfaits, de nouvelles existences sacrifiées, et une porte ouverte à une suite de vengeances dont on ne peut prévoir la fin.

Dans les cas graves, quand le blessé vit encore, il faut que le magistrat agisse avec énergie et célérité, qu'il examine bien les

[1]) On veut dire que ce doit être l'auteur lui-même du crime qui l'avoue : il arrive en effet qu'un coupable, s'il est riche, peut trouver un misérable pauvre diable qui consente à se susbtituer à lui : ce dernier se trouve suffisamment récompensé en donnant sa vie moyennant quelques mois passés à jouir d'un bien-être qu'il n'a jamais connu : ces cas se présentent surtout quand il doit s'écouler une année entre l'emprisonnement et l'époque des exécutions qui n'ont lieu qu'une fois par an.

blessures, leur situation, leur importance et qu'il fixe la limite à laquelle la mort peut survenir : car il se peut que des soins éclairés sauvent le blessé et évitent un examen *post mortem*, lequel modifierait le verdict.

Les meurtres sont rarement le résultat de la préméditation : ils viennent à la suite de querelles : les règlements relatifs à la responsabilité doivent donc être bien observés : car si des soins sont vite et bien donnés, la punition encourue devra différer puisque ces soins préviendront ou non la mort. Mais d'un côté les parents du blessé peuvent désirer sa mort afin d'avoir une indemnité : d'un autre côté l'accusé désire que sa victime survive afin d'échapper lui-même à la sentence capitale : il a donc intérêt à ce que des soins lui soient donnés.

De là il résulte que le principe de la responsabilité et les règles qui l'établissent sont un excellent moyen de sauver deux existences.

Puis vient la description des parties du corps accessibles à un instrument et à une arme pouvant occasionner aisément la mort ; ces parties sont au nombre de soixante ; il y a deux planches pour faciliter l'intelligence du texte : l'une de ces planches représente la partie antérieure du corps.

La tête offre dix endroits très vulnérables et où un instrument détermine à coup sûr la mort : les plus importants sont : le vertex, la partie médiane du front, le dessus des oreilles, les tempes, les conduits auriculaires ; puis vient la partie latérale et antérieure du cou, le sternum.

La région postérieure du tronc offre huit points particulièrement vulnérables, ce sont : la partie postérieure du cou, les bosses situées derrière les oreilles, les omoplates, les côtes, les vertèbres dorsales et les lombaires.

Les blessures de la face sont les moins graves.

Les notions anatomiques indispensables au médecin légiste sont ensuite exposées.

La première condition à remplir pour celui qui a mission de procéder à une expertise sur un cadavre, est d'avoir une grande habitude de respirer les odeurs méphitiques, afin de n'en être pas incommodé durant l'opération, et de pouvoir conduire celle-ci avec calme et sang-froid.

Si l'autorité juge que les membres de la famille de la victime ont besoin d'assister à l'expertise, on les requiert.

Les magistrats ont pour devoir d'être eux-mêmes présents et d'en suivre toutes les phases.

Leur premier soin est de bien voir si le terrain a été remué avant l'inhumation ; on déblaye alors le tumulus, on extrait la bière et on découvre le corps dont les parents vérifient l'identité.

La hauteur et la forme du tumulus sont d'une grande importance [1].

On s'informe du nom du fossoyeur, lequel peut, en effet, donner quelques indications ; on regarde de quel côté le cadavre est tourné dans la bière ; on voit s'il est entouré d'une natte.

Cela fait, on prend le corps pour le déposer sur le sol ; c'est alors que les magistrats s'en approchent pour en faire un examen général qui peut leur suggérer des remarques utiles, puis ils ordonnent qu'on commence les opérations.

La première est celle du lavage ; elle est de la plus grande importance ; elle débute par l'emploi de l'eau que les parents apportent eux-mêmes et qui doit être pure et limpide, puis on frotte deux ou trois fois soit avec le tsao-tio [2], soit avec du poivre rouge, soit avec du sel marin, soit avec le pe-mi [3].

Après l'avoir ainsi frotté, on l'essuie convenablement.

Au bout de quelque temps, d'autant plus long que la saison est plus froide, les tissus s'imprègnent des vapeurs acides qui s'échappent des substances employées ; c'est à ce moment qu'on voit nettement les diverses colorations soit grise, soit verte, soit rouge, soit noire, qui se manifestent sous l'influence de ces vapeurs, et qui constituent autant d'indications relatives à la pré-

---

[1] Elles varient, en effet, suivant l'âge et le rang social du défunt. (*Note du trad.*)

[2] C'est le *Gleditschia Sinensis* dont les gousses ont été pulvérisées et délayées dans l'eau. (*Note du trad.*)

[3] Sorte d'abricot noirâtre d'une acidité caractéristique.

sence et au siège des blessures que la justice présume être les causes qui ont déterminé la mort.

Ces constatations sont enregistrées, contresignées par les témoins et les parents, et il ne reste plus qu'à revêtir le corps de ses vêtements et à le replacer dans le cercueil sur lequel on trace en caractères peints à la chaux le jour et la date de l'examen qui vient d'être fait ; l'autorité doit exercer une surveillance active sur la sépulture jusqu'au jour où l'affaire est terminée.

Quand le froid est extrême, on doit procéder d'une manière plus complète : on creuse un trou ou fosse profonde de 3 pieds, longue de 5 à 6 et large de 3, dans un sol sec et argileux, afin qu'il soit imperméable ; on le remplit presque jusqu'au bord de branches d'arbres ; on y met le feu et on attend que les parois soient rouges ; peu à peu on retire les tisons et on verse une quantité de vin de riz ou de miel, suffisante pour que de grosses vapeurs se dégagent et remplissent le trou ; à ce moment on couvre l'orifice d'une claie d'osier assez résistante pour supporter le poids du corps sur lequel on étend une grande toile, afin que les vapeurs imprègnent bien le cadavre.

On attend deux heures environ, et on aperçoit ensuite nettement les meurtrissures, soit sur les chairs, soit sur les os qui ont été mis à nu dans les cas de profondes et graves blessures.

Quand la police est informée qu'un cadavre a été vu en quelque endroit, son devoir est de prendre des mesures pour qu'il soit procédé à une expertise immédiate ; si elle ne juge pas qu'on puisse transporter le cadavre parce que cette expertise doit être faite sur place, elle ordonne qu'on étende, tout autour du corps, des cendres de manière que, si quelqu'un s'approche, la marque des pas puisse être constatée ; de plus, un gardien est désigné pour exercer une surveillance active. Il faut bien savoir que lorsqu'un cadavre a séjourné à l'air pendant un certain temps, les cheveux se détachent spontanément, la bouche se déforme, les yeux s'excavent et les vers remplissent plus ou moins les orbites ; en s'approchant, on sent une mauvaise odeur s'exhaler de tous les points du corps.

Suivant la saison, ces phénomènes sont d'une intensité qui

varie; ainsi, au moment du printemps, alors que les chaleurs commencent à se produire, il ne faut que trois jours environ pour que la coloration noire se manifeste au pourtour de la bouche, du nez, sur le ventre, sur les flancs et sur la poitrine: après une période de deux jours de plus, une liqueur s'écoule des orifices et elle est très fétide: peu à peu, la peau commence à se détacher; enfin le gonflement général se produit.

Il faut aussi savoir que ces faits sont rapides quand la mort est survenue brusquement, tandis que si elle a été précédée d'une maladie de longue durée qui a amené un grand amaigrissement, ils sont plus lents et n'ont lieu que vers la fin du quinzième jour environ.

En été, il suffit de deux jours pour qu'ils surviennent; on voit souvent après trois jours, un renversement des lèvres; la peau se détache et les cheveux tombent d'eux-mêmes; si on aperçoit sur un point spécial des vers, il faut soupçonner qu'il est le siège d'une blessure et la rechercher.

Lorsque le corps est placé dans un endroit tout particulièrement humide, il faut s'empresser de le recouvrir d'une natte, afin qu'il soit à l'abri de l'influence de l'air.

Il y a des blessures vraies et des blessures fausses [1]; il faut donc aviser au moyen de les distinguer: pour y arriver, on agit de la façon suivante : on prend la fleur du laurier et la poudre du hong-mou [2], on les délaie dans l'eau bouillante et on y ajoute de l'alun : on a ainsi une pâte qu'on verse sur la partie suspecte; si la couleur rouge persiste, on peut croire qu'il s'agit d'une blessure qui a été faite durant la vie, mais si cette coloration ne se montre pas, on conclut à une lésion faite après la mort. On peut également se servir de pe-tze [3], qu'on fait bouillir dans du vinaigre; dans certaines localités on emploie le ku-chou-pi [4]; ses feuilles bouillies donnent lieu aux mêmes effets que les substances précédentes.

[1] L'auteur veut dire qu'il y a des blessures *ante mortem* et des blessures *post mortem*. (*Note du trad.*)
[2] Bois rouge, acajou. (*Idem.*)
[3] Noix de galle. (*Idem.*)
[4] Espèce que nous n'avons pu déterminer. (*Idem.*)

Lorsqu'on trempe du papier blanc ou du linge blanc dans du vinaigre et qu'on les place sur une blessure vraie (*ante mortem*), ils changent de couleur, tandis qu'ils restent avec leur teinte primitive s'il s'agit d'une blessure fausse (*post mortem.*)

Il faut savoir qu'une blessure qui siège sur un point du corps, donne lieu à une extravasation de sang et que celui-ci fait un cercle qui grandit *comme un nuage au ciel.*

L'auteur passe maintenant à des considérations relatives à la congélation des corps.

La première chose qu'il convient de faire lorsque la justice est requise pour l'examen d'un cadavre congelé, c'est de placer sur le sol des cendres chaudes qu'on recouvre d'une pièce de toile et c'est sur cette pièce qu'on étend ensuite le corps; puis on le lave avec de l'eau bien chaude aussi longtemps que les chairs restent gelées; après quoi on procède à l'examen des blessures, en se conformant aux préceptes énoncés plus haut.

Mais il y a des cas où la mort remonte déjà à une époque assez lointaine, de telle sorte que le travail de putréfaction a commencé et que des vers ont détruit plus ou moins les chairs; c'est alors que la première chose à faire est de bien enlever ces vers et de laver avec soin tout le corps : on voit par là si les os sont dénudés, et s'ils le sont, on recherche les points où ils sont lésés; pour cela on s'y prendra comme on le ferait pour trouver les blessures des chairs; lorsque les os sont cassés, il est aussi facile de le constater que s'il s'agissait d'un vase brisé; mais il y a encore une question à éclairer : c'est de rechercher quelle espèce d'instrument a servi à produire cette fracture : est-ce une pierre, ou un bâton ou un couteau ? L'examen des parties osseuses nécessite, dit l'auteur, des notions d'anatomie que nous nous garderons d'exposer en détail; nous nous bornerons à indiquer les principales afin de montrer le peu d'exactitude qu'elles ont.

Ainsi, d'après les anatomistes chinois, l'homme aurait un squelette composé de 365 os qui diffèrent de ceux de la femme chez laquelle la coloration de ces os présente une teinte un peu plus foncée.

On peut avoir besoin de constater l'identité des parents; voici le procédé : un fils ou une fille se font une piqûre de manière à ce que quelques gouttes de sang s'échappent et viennent tomber sur les os; si ce sang pénètre dans l'intérieur de ces os, on en conclura la parenté et conséquemment on établira l'identité : mais il faut avoir eu soin tout d'abord de ne pas nettoyer ces os dans l'eau salée car, dans ce cas, bien qu'il y ait parenté la pénétration du sang ne s'effectuerait pas. Le magistrat devra connaître ce fait et être en garde contre la supercherie.

Il doit savoir aussi que le mélange du sang entre *parents*, *enfants*, *époux*, *épouses* a lieu dans un vase rempli d'eau tandis que le sang des étrangers ne se mêle jamais. Si deux frères qui n'ont pas d'enfants tiennent à établir leur identité mutuelle, ils doivent se piquer et laisser tomber de leur sang dans un vase : s'il y a coagulation, leur parenté sera ainsi démontrée.

Une addition de sel marin provoque ce phénomène et peut être employée pour tromper la justice qui devra user de précautions et ne pas se laisser surprendre.

Cette méthode sert aussi quand il s'agit de la parenté entre un grand-père et son petit-fils : mais elle ne donne rien s'il faut établir l'identité entre un mari et sa femme : car leur sang n'ont rien de commun.

Le principe est encore applicable pour le cas d'une nourrice et de son nourrisson qui lui doit la moitié de sa vie.

Il faut avoir soin que le vase dont on se sert ne soit pas trop profond : car la quantité d'eau diluerait trop le sang.

Il y a des circonstances dans lesquelles un assassin, après avoir perpétré son crime, brûle le corps de sa victime afin de faire disparaître les preuves sur lesquelles la justice pourrait établir sa culpabilité; il faut donc que les magistrats prennent des mesures qui les éclairent; pour cela, ils doivent rechercher si le terrain est nu ou s'il est recouvert d'herbes; dans ce dernier cas, ils feront brûler ces herbes, puis répandre sur le sol des graines de lin; ces graines se gonflent; leur huile sort et pénètre peu à peu dans la terre, mais en formant des contours qui reproduisent la figure de l'homme assassiné; si on y regarde de près, on verra quelques graines arrêtées sur les points correspondants au siège des blessures qui ont déterminé la mort, et en outre, leurs dimensions sont en raison même du nombre de ces graines. Cependant des doutes peuvent subsister au sujet des résultats et il importe de recommencer l'expérience avec une autre substance ; on prend alors du vinaigre qu'on répand sur le sol, puis on dresse une table enduite de you-tshi [1] ; après quelques instants, on voit se dessiner sur la table les traits et les blessures de la personne qui a été assassinée.

Dans les cas où le cadavre a séjourné un temps assez prolongé sur le sol, il est aisé de l'apprécier, car ce cadavre a fumé la terre et, suivant que ce phénomène est plus ou moins marqué, on en conclut la durée plus ou moins longue de son séjour ; si le sol est rocailleux, il faut faire du feu dessus et y verser du vinaigre ; à l'aide de ces procédés, on peut tirer certains indices qui permettent d'éclairer la justice.

L'auteur prend soin d'ajouter que dans ces cas, les experts doivent se montrer très réservés sur les indications auxquelles ils arrivent d'après l'emploi de cette méthode.

Lorsque les recherches portent sur une femme morte à la suite d'un avortement (note 3) il faut voir si c'est un breuvage qui en est la cause ; il y a une méthode qui consiste à introduire dans les parties de la femme une certaine quantité de mercure ; si cette substance se ternit, il faut penser à des manœuvres abortives [1].

Quand les magistrats, qui ont des soupçons, pensent qu'ils s'agit d'un avortement, la sage-femme est appelée ; elle s'informe avec soin de l'époque à laquelle remonte la grossesse ; elle voit si la forme est bien celle d'un fœtus ou bien celle d'un caillot de sang ; ce dernier se décompose, et, après un certain temps, il devient une masse qui exhale une mauvaise odeur ; dans ce cas, on a affaire à un avortement criminel ; on examine la forme du fœtus en le comparant aux états suivants :

1° Après un mois, le fœtus ressemble à une goutte d'eau ;

---

[1] Le premier des deux caractères signifie huile ; le second, vernis, substance noire, composée de plusieurs espèces de rhus, entre autres le rhus vernicifera.

2° Après le deuxième mois, il est comparable à une fleur de pêcher;

3° Après le troisième mois, le sexe peut être discerné;

4° Il a une forme humaine;

5° Après le cinquième mois, les os et les jointures se distinguent aisément;

6° A la fin du sixième mois, les cheveux ont acquis un certain développement;

7° Après le septième mois, la main droite remue à gauche du sein maternel, quand c'est un garçon;

8° Après le huitième mois, la main gauche remue à droite lorsque c'est une fille;

9° A la fin du neuvième mois, lorsqu'on palpe le ventre, on voit qu'il s'est produit trois changements dans la position du fœtus;

10° Au commencement du dixième mois, l'enfant est complètement développé.

Si l'entrée des parties est obstruée par un amas de sang qui donne une mauvaise odeur, on voit si la mort de la femme vient de la non-expulsion du fœtus, ou si elle est causée par une drogue abortive; le magistrat commis à cette enquête devra noter avec soin toutes les circonstances relatives aux faits; il existe une méthode d'investigation qui consiste à se servir d'une aiguille d'argent servant à la coiffure des femmes; on l'introduit dans les parties; si elle se ternit, on présumera qu'il a été fait usage de drogues abortives; cependant, il ne faut pas subordonner cette conséquence à la méthode; souvent l'avortement peut par lui-même entraîner la mort par une grande secousse; il faut donc procéder avec prudence et faire un examen approfondi.

Lorsque l'enquête porte sur un cadavre de fille vierge, on prend note de l'endroit où il a été trouvé; on rassemble les parents, ainsi que deux ou trois voisins; on appelle la van-pou; elle se taille l'ongle de son doigt médius et elle l'entoure d'un morceau de laine; alors, devant l'assemblée, elle introduit ce doigt dans les parties sexuelles; si la laine est maculée de sang rouge, la preuve est faite, et il s'agit bien d'une fille vierge.

Il est nécessaire de toujours examiner avec soin le canal vaginal des cadavres de femme, afin de voir si quelque instrument aigu n'a pas été introduit par cette voie ; une blessure superficielle produira une tache rouge dans le voisinage de l'ombilic, mais plus profondément on ne découvrira rien.

Quand le corps des femmes est arrivé à la décomposition, on aperçoit des taches sur l'os du vertex et sur le sacrum.

Il s'agit de savoir si la matrice est remplie par un fœtus : dans ce cas, on ordonne à la van-pou d'exercer avec la main une pression sur le ventre ; si la consistance perçue est celle d'une pierre ou bien d'un morceau de fer, on présume qu'il y a une grossesse.

Lorsqu'une femme meurt assassinée ou en couches, si elle a été déjà mise dans la bière, et si quelques jours ensuite, on vient à l'examiner de nouveau, on verra que l'expulsion du fœtus s'est produite toute seule : ce fœtus est trouvé placé entre les jambes de la mère ; ce phénomène doit être rapporté à la chaleur et à l'humidité du terrain ; le fait qui suit s'est passé à Ching-ti-cho, au village de Shi-men : le cadavre d'une femme grosse fut enfermé dans un cercueil ; une enquête fut ordonnée et on fit l'exhumation ; alors on aperçut le corps d'un fœtus qui était couché entre les cuisses de la mère.

Voici un autre fait : une femme enceinte s'était jetée à l'eau pour se suicider ; on l'examina et on vit qu'il y avait un fœtus dans la matrice ; un peu plus tard, lorsque les parents faisaient des préparatifs pour ensevelir la femme, le fœtus sortit spontanément.

Très souvent, les veuves et les vierges sont affectées d'une maladies des parties sexuelles ; puis elles se marient ; les deux essences entrent en harmonie ; une forme s'échappe, un monstre, soit un serpent, soit tout autre animal de la même espèce, et parfois il est bien difficile de savoir si l'on a affaire à un fœtus humain.

Quand l'accouchement est provoqué par des sévices, la van-pou examinera si la forme du produit est parfaite ou non ; si la forme n'est pas parfaite, il y a une masse liquéfiée, putride : alors, on peut présumer qu'il s'agit d'un accouchement hâtif et dû aux sévices.

Lorsque la mère a éprouvé une frayeur, son enfant meurt ; le placenta est expulsé ; il est rouge, ramolli et plein de caillots ; si l'enfant meurt après la sortie, son corps est rouge et le placenta est décoloré.

Si le fœtus a été étouffé avec la main ou avec le pied, sa figure est de couleur pourpre.

Au moment des rapports sexuels, il peut se produire l'expulsion d'une masse : on s'imagine qu'il s'agit dans ce cas, d'un fœtus : c'est une chose difficile et obscure ; cependant si on se trouve en présence d'un fœtus, on doit constater qu'il est enveloppé dans des membranes ; si c'est une masse comme une tumeur, celle-ci pourra être constituée par un caillot de sang : dans ce dernier cas, ce caillot pourra revêtir l'aspect d'une *tortue* : quant à l'origine, ce peut être dû à l'influence d'une vapeur étrangère : il peut aussi arriver qu'on ait affaire à une production diabolique : il est donc indispensable de ne pas confondre ces diverses circonstances.

# LIVRE II

Dans les anciennes éditions du *Si-yuen-lu*, ce livre est exclusivement consacré à l'exposé de la manière dont se pratiquent les Lien-yen (note 4), c'est-à-dire les descentes de justice et les examens juridiques, et il y a de très longues dissertations philosophiques sur l'utilité, le but et les résultats de ces Lien-yen ; la vue d'un cadavre, le danger qu'il y a à respirer les mauvaises odeurs qui s'en exhalent, sont des circonstances qui exigent une grande prudence de la part des magistrats qui les ordonnent, et ces formalités doivent en conséquence être restreintes aux homicides et aux suicides, sur le compte desquels il peut exister de grandes présomptions et autant que possible la certitude. L'air peut être corrompu et la chose est grave : d'autre part, lorsque la multitude voit des magistrats qui ne craignent pas de s'exposer aux dangers, elle en conçoit une frayeur salutaire bien capable de détourner du crime ; par conséquent, c'est là un résultat fort précieux que la société doit à ces recherches ; sans doute on peut, continue l'auteur, objecter que les preuves obtenues par ces moyens ne sont pas absolues ; il y a des erreurs possibles, mais quand les faits sont bien nets, ils sont toujours suivis des aveux du coupable. Faut-il se préoccuper des vengeances auxquelles sont exposés les magistrats ? nullement, parce que la justice doit toujours se placer au-dessus de ces considérations.

Tout Lien-yen doit commencer par l'interrogatoire des témoins ;

il faut s'informer des habitudes de la victime; y a-t-il eu une dispute avant l'agression? Il faut ensuite se faire apporter les objets qui peuvent éclairer la justice, et les faire dessiner au besoin : on résout les questions relatives à la parenté; on s'informe si l'accusé avait des vengeances à exercer, et quand l'interrogatoire est terminé, on fait signer ceux qui ont déposé.

C'est alors que l'examen médical (notes 5, 6 et 7) commence et qu'on le dirige suivant les circonstances multiples et variées qu'il comporte. Quand il s'agit de blessures, la première chose à faire est la recherche de l'agent qui les a produites.

Sont-ce des coups de poing ou des coups de pied?

Les coups de poing atteignent généralement la figure, la poitrine, le dos ou les flancs; les coups de pied sont lancés le plus souvent sur la région du ventre, surtout si la victime est une femme. Si la face porte l'empreinte d'un coup de pied, il faut présumer que la victime a été d'abord renversée; il faut savoir que des fractures multiples sur les membres peuvent à elles seules être suivies de mort, et si les chairs sont le siège d'une accumulation de sang, il faut admettre qu'elles ont été faites pendant la vie.

Lorsqu'on a reconnu que c'est un bâton dont on s'est servi, on voit que la blessure est longue, et on en mesure les dimensions : si elle est ronde, on présume que c'est le poing qui a agi; si elle est ovale, on pense que c'est le pied qui a été l'agent; si quelqu'un dit qu'il s'est heurté à un obstacle, la blessure doit reproduire la forme de cet obstacle, mais pour cela, il ne faut pas que la peau soit divisée; il faut aussi savoir si le pied qui est l'agent de la blessure, était chaussé ou non; la paume de la main ne fait jamais qu'une lésion légère qui en reproduit la forme, tandis qu'un coup de poing laisse des traces au moyen desquelles on distingue les os (c'est-à-dire, sans doute, les têtes des *métacarpiens*).

S'il s'agit d'un fusil, on voit les orifices des trous produits par le plomb; quand le ventre est ouvert, on essaie de retirer les grains pour les examiner.

Les briques, les pierres et les autres objets donnent en général aux blessures des formes qui les rappellent, mais si ces blessures sont compliquées de fractures, il faut penser à un instrument en métal, et si on l'a recueilli, on le fait chauffer et on le lave avec du vinaigre, ce qui fait aussitôt apparaître les taches de sang. Celles que fait une hache ont des contours très caractéristiques : une lance en bambou en a également.

Il faut savoir qu'il y a des instruments qui agissent, les uns en piquant, les autres en broyant, les autres en coupant ; il faut aussi être instruit de ce fait que, après la mort, le sang ne coule pas, et que les vêtements ne peuvent pas être tachés par lui.

Quand on présume qu'on est en présence d'un cas de suicide, il est très important de bien examiner l'instrument qui a servi ; on s'enquiert du moment où le fait a été accompli ; est-ce le matin ou le soir? On note l'âge du mort; on voit s'il était droitier ou bien gaucher; si c'est un domestique ou une servante, on se procure le contrat de louage, puis on passe aux particularités relatives à l'attitude du cadavre. On voit si la chevelure est ou non en désordre, si le coup qui a déterminé la mort a été appliqué mollement ou violemment ; lorsque c'est un instrument comme un couteau qui a servi et qu'on trouve la trace de plusieurs coups, on est en droit de soupçonner qu'il s'agit plutôt d'un assassinat que d'un suicide (note 8).

Si l'homme en se tuant était dans un état de grande irritation, ses yeux seront trouvés dirigés en haut et les lèvres en contraction; s'il a accompli son acte dans un moment de tristesse, les yeux et la bouche seront calmes, comme ils le sont aussi lorsqu'on se tue dans le but d'échapper à une condamnation.

Les renseignements relatifs au caractère du sujet, à son humeur habituelle, sont précieux à avoir. La main qui a tenu l'instrument n'a pas la rigidité de l'autre et elle conserve sa souplesse pendant plusieurs jours, tandis que s'il s'agit d'un meurtre, les deux mains sont sans différence sous ce rapport.

Lorsque quelqu'un s'est coupé le poignet, la blessure est nette, les doigts sont intacts, ce qui n'a pas lieu si cette mutilation est due à une agression.

Il y a d'autres genres de suicides ; ainsi on peut s'étouffer en plongeant dans la gorge les doigts ; dans ce cas, ceux-ci ont conservé l'empreinte des dents, lesquelles ont des propriétés venimeuses et donnent aux écorchures un mauvais aspect.

Les modes de suicide par la pendaison sont nombreux et on doit les distinguer : les principaux sont les suivants :

1° On se pend en se servant d'un balancier qui enlève subitement du sol et auquel est fixée une corde enroulée autour du cou.

2° On attache une corde à un lieu élevé, on la passe au cou et on se jette en bas de ce lieu.

3° On se met à genoux ayant au cou une corde attachée à un point fixe ; alors on se courbe fortement et le lien serre la gorge jusqu'à ce que l'asphyxie soit produite.

4° On se couche sur un arc fortement bandé ; puis on le débande et la corde vient frapper le cou et broyer la gorge[1].

5° On se sert d'un nœud coulant passant autour du cou et dont l'extrémité se réfléchit sous le pied, puis on serre jusqu'à ce que l'asphyxie soit complète.

Dans les cas de strangulation non plus par suicide, mais par homicide, le corps présente des attitudes ayant des caractères particuliers ; le sillon du cou n'est pas livide quand la pendaison suit la mort déjà produite par des coups ; si on décroche un pendu avant qu'il ait cessé de respirer, on peut le rappeler à la vie ; pour cela, on fait des frictions sur tout le corps et on lui ingurgite du sang sortant de la crête d'un coq ou d'un bouc, et délayé dans du vin de riz chaud.

Les magistrats noteront avec le plus grand soin les renseignements relatifs à la personne suicidée, à sa famille, à son entourage : le lien, la corde, la chaîne ayant servi, seront examinés très attentivement ; ce lien est-il une des choses qui font partie des vêtements habituels du mort ? on devra très soigneusement constater la situation du cadavre par rapport aux quatre points

---

[1] Jadis ce procédé était en usage comme un mode strangulateur employé dans les cas de condamnation à mort.

de l'horizon ; est-ce une chaise sur laquelle on a monté et qu'on a repoussée ensuite ? On mesure alors la hauteur du point d'accrochement du lien par rapport au niveau du sol ; cela fait on coupe ce lien et on prend le cadavre afin d'en faire l'examen dans un endroit clair : on regarde la gorge et le sillon.

Lorsque le cadavre a été décroché avant qu'on ait averti la police, il faut remplir le plus vite possible cette formalité.

Celle-ci arrivée, s'informe de tout ce qui a trait à la famille ; elle demande les motifs du suicide, se fait remettre le contrat de louage au cas où il s'agit d'un domestique ; on cherche à préciser le moment auquel remonte la mort après qu'on a regardé le pouls pour savoir s'il a bien cessé de battre ; on note si la langue sort de la bouche ; on procède ensuite à l'examen du sillon dans le but de constater s'il s'agit d'un suicide ou d'un meurtre après lequel on aurait pendu le cadavre pour faire croire à une mort volontaire ; il faut donc bien regarder la corde et voir si elle est petite ou grosse, si elle répond exactement aux dimensions du sillon : lorsque le lien a exercé une pression sur la mâchoire inférieure, la bouche est close et contractée ; si au contraire elle a pressé sur la partie inférieure de la gorge, elle est ouverte et la langue est plus ou moins sortie de la cavité, la figure est violacée, les lèvres grimacent, la salive a coulé sur la poitrine, les doigts des mains et ceux des pieds sont écartés les uns des autres : sur les cuisses, les vaisseaux sont nettement dessinés, le ventre est affaissé et sa coloration est brunâtre : il y a souvent une chute du rectum avec issue de sang.

Lorsque les pieds du pendu ont pu toucher le sol, le sillon est moins marqué ; il est très profond si le cadavre a pesé d'un grand poids comme lorsqu'il est lourd et gros.

Lorsque la pendaison a lieu dans la cabine d'un bateau, le corps est toujours projeté d'un côté ou d'un autre, et il en résulte que le sillon, au lieu d'être discontinué à la partie postérieure du cou, est absent sur l'une des parties latérales.

Lorsqu'on ne trouve pas de chaise dans l'endroit où le cadavre est pendu, la justice doit présumer un crime, surtout si le point de suspension est très élevé.

Quand le pendu est jeune, la coloration du corps est violette ; mais, s'il s'agit d'un vieillard qui était depuis un long temps malade, cette teinte est plus pâle.

Il y a des cas où la paume de la main est blessée : il s'agit alors d'un sillon qui a été déterminé par la pression de la corde que le malheureux a essayé de saisir pour se dégager.

Quand la suspension n'a pas été assez prolongée pour amener la mort, on ne trouve ni la sortie de la langue ni l'écoulement de stercora.

Quelquefois au lieu d'une corde on trouve une chaîne de fer.

L'auteur rapporte l'observation d'une femme qui fut trouvée pendue à une branche d'arbre ; on regarda son cou et l'on trouva les os de la gorge rompus et les chairs de la nuque blessées.

Lorsque la pendaison est le fait d'un crime accompli pendant la vie, on aperçoit sur le cou les traces d'écorchures qui ont été produites par les ongles de la victime ; celle-ci, en effet, a cherché à se dégager de l'étreinte et a produit ces blessures.

La partie antérieure du sillon est toujours plus prononcée que la partie postérieure.

Jamais ce sillon n'est sanguinolent ; il est blanchâtre ; on cherche parfois à le rendre rouge, mais la chose est facile à reconnaître, car les chairs brûlées se distinguent bien.

Il faut savoir que les os d'un homme mort par pendaison sont plus rouges que dans l'état ordinaire.

Dans l'assassinat par l'étranglement, il arrive que le meurtrier se sert de ses bras pour manœuvrer le garrot et il en résulte que la victime cherche à se défendre et produit des blessures sur ces bras ; on les distingue aisément.

Si c'est avec la main que le meurtrier agit pour étrangler, la figure de la victime devient rouge, les paupières sont fortement contractées, les yeux deviennent saillants, la bouche s'entrouvre et on peut rencontrer sur le col du malheureux, l'empreinte exacte des doigts du meurtrier.

Quand il s'agit d'accidents produits par le feu, il faut s'informer de la manière dont il a été communiqué à la personne brûlée ; la victime était-elle seule ou en compagnie de quelqu'un ?

Quel est son âge ? Si l'on présume qu'il s'agit d'un cas de suicide, on se renseigne sur la situation au point de vue de l'humeur habituelle : la victime avait-elle des dettes ? avait-elle des raisons d'être triste ? Il n'y a que le cas de carbonisation complète qui rende impossible la constatation de la présence des blessures.

Dans le cas de crime, on trouve des cendres dans la bouche et dans les narines, et les mains et les pieds sont crispés ; si la mort a précédé l'incinération, les cendres ne se rencontrent pas dans ces cavités et la contraction des extrémités ne s'est pas produite ; la coloration du corps brûlé avant la mort est jaune, tandis qu'elle est plus foncée si la mort était déjà arrivée au moment de la combustion ; ces phénomènes n'ont lieu que dans l'incinération incomplète. Lorsqu'on prend les os et qu'on les fait tomber sur le sol, s'ils sont sonores, c'est une preuve que la victime a été brûlée vive, mais dans le cas contraire, cette sonorité n'existe pas ; les brûlures qui ne donnent pas lieu à un écoulement d'humeur sont celles qui ont été faites sur un cadavre.

On vient de dire que les traces de blessures n'existent plus sur un corps brûlé ; mais on peut les faire apparaître indirectement : pour cela on lave le sol avec du vinaigre dans les points sur lesquels le corps est resté couché ; après quelques instants on voit se dessiner les traits de la victime ; ce fait est dû à ce que l'ES-PRIT de la victime est sorti, et est venu imprégner le sol.

Lorsque la brûlure est produite par un liquide bouillant, la peau est entamée ; ordinairement cet accident survient lors d'une chute dans une chaudière et, dans ce cas, c'est la poitrine, la tête et les mains qui sont surtout atteintes ; quand une brûlure occupe seulement quelques parties des jambes et des bras, il est rare qu'elle amène une issue fatale.

Il arriva qu'au temps de l'empereur Kien-long, un homme du nom de Lien-ten-pa, fit la rencontre d'un certain Ko-koui-chen, lequel était un voleur de profession ; il fut un jour pris et amené devant le juge ; on le regarda avec soin et on s'aperçut qu'il avait une blessure sur la peau du dos, et que cette blessure résultait d'une brûlure produite par de l'eau bouillante ; elle avait comme dimensions en longueur plus de 2 pieds et en largeur environ 4 pouces; elle était couverte d'humeur; Ko-koui-chen fut questionné sur cette blessure; en même temps Lien-ten-pa déclara au magistrat qu'ayant pris le larron en flagrant délit, il le vit s'enfuir, mais que cependant il eut le temps de lui jeter de l'eau bouillante qui l'atteignit dans le dos; à ce récit, Ko-koui-chen fit l'aveu de sa faute et fut condamné.

Le premier indice qui révèle la présence d'un corps au fond d'un puits consiste dans la formation de bulles d'air à la surface de l'eau : c'est un guide pour l'enquête.

Quand le corps est au fond de l'eau, on mesure approximativement la profondeur du puits.

Si le gonflement est produit, on peut voir une extrémité émerger à la surface, excepté si le puits est peu profond.

Quand la chute résulte d'un meurtre ou d'un suicide, la tête présente des blessures qui résultent du frottement contre les briques.

Il faut bien s'occuper de savoir si la personne portait de l'argent ou des objets ayant quelque valeur.

Quand il s'agit d'un suicide, on ne trouve pas d'argent sur le corps.

Les gens qui se noient se jettent ordinairement les pieds en avant; c'est le contraire qui a lieu lorsqu'on est précipité ou bien lorsqu'on tombe poursuivi par quelqu'un.

Vers l'époque de la cinquième et de la sixième lune, l'air qui s'échappe d'un puits ou d'un tombeau est malsain et dangereux; en été, l'eau se dessèche, et si l'on veut se laver, on est exposé à mourir suffoqué par des vapeurs empoisonnées; ainsi, dans les expertises relatives aux cas de suicide, il faut avoir présents à l'esprit ces faits-là.

La mort à la suite des blessures varie suivant les cas.

Quant il s'agit d'un coup de pied qui a porté sur la région du pubis, la mort peut être la suite de cette violence, on doit se livrer à un examen sérieux : si le corps n'est pas décomposé, le siège des blessures considérées en elles-mêmes, exige plus de soins que partout ailleurs. Il y a la méthode des os que l'on peut choisir, bien que ces parties ne présentent pas d'os et bien que, aussi, les os voisins ne décèlent aucun vestige de blessures ; il importe, en vérité, que le témoignage fourni par l'os situé immédiatement au-dessous du point blessé, ne permette pas aux assassins de s'échapper au travers des mailles de la loi ; ainsi, dans ces cas, soit qu'on ait affaire à un homme ou à une femme, la blessure apparaîtra au-dessus de la moitié du corps et non au-dessous ; par exemple pour l'homme, le signe a pour siège les racines des dents du bas ou bien du haut ; si la blessure siège à gauche, c'est au côté droit et vice-versa ; enfin si c'est sur la ligne médiane, c'est au milieu des dents que le symptôme se montrera : s'il s'agit d'une femme, les blessures se montreront aux gencives à droite ou à gauche suivant le cas ainsi que cela a lieu pour l'homme [1].

Lorsque la blessure entraine la mort, l'examen doit porter sur l'os qui est situé vis-à-vis des trous carrés, lesquels ont revêtu la teinte rouge-pourpre.

Lorsqu'on a à examiner des blessures qui ont été faites à l'aide d'un instrument soit en bois, soit en métal, soit autre chose, telle qu'un morceau de brique, etc., etc., on doit les distinguer ; ainsi celles qui proviennent de l'usage d'une arme en bois, sont obliques, ou bien elles sont circulaires et ont des bords déchiquetés : elles peuvent également être triangulaires : dans ces circonstances, l'os est le siège d'une ecchymose qui pénètre jusqu'à son intérieur et paraît même de l'autre côté ; parfois la coloration passe du rouge au noir ou au bleu, mais dans ces cas, c'est un instrument métallique qui a agi.

Cet instrument affecte des formes très variées ; tantôt c'est un couteau dont on se sert pour sa défense : tantôt, c'est un stylet qui est ténu et fin comme une plume, etc., etc. Toutes ces blessures ont sans doute des caractères communs, car elles traversent les os : et par là, elles diffèrent de celles qui sont produites

---

[1] Ce passage est à peu près incompréhensible : y a-t-il là une intention d'en imposer et de faire croire que la science est capable de résoudre tous les problèmes de cet ordre ? (*Note du trad.*)

par des bâtons ou des coups de pied qui n'entament qu'à peine ces organes.

Quand une blessure a pour siège un os, et qu'elle est irrégulière, on présume qu'elle est faite avec un instrument en bois.

Quand c'est un instrument tranchant qui a fait la blessure, il faut tout de suite s'enquérir du rang que l'assassin occupe ; on prend les dimensions de l'arme et on en reproduit le dessin sur du papier. Si l'arme n'a pu être retrouvée, l'assassin en fait lui-même la reproduction au-dessous de laquelle il appose sa signature.

On limite le degré de parenté qui existe entre la victime et le meurtrier ; on demande s'il y avait de la mésintelligence entre eux.

Lorsque le ventre a été ouvert, les entrailles font saillie au dehors.

Lorsque quelqu'un est attaqué, il étend sa main sur l'endroit vers lequel le coup est dirigé, afin de le parer, et conséquemment il porte une blessure à cette main, mais s'il est frappé promptement sur une région vitale, il peut ne pas présenter ce signe à la main.

Lorsque le crâne a été fracturé, on pourra confirmer le fait en exerçant une pression au moyen du doigt.

Une blessure qui est faite avec un couteau pointu, est large à l'entrée, et étroite plus loin ; avec une épée, elle est étroite si celle-ci n'a porté que superficiellement, mais plus profondément, la blessure est large ; dans une plaie faite avec une lance en bambou, ou bien avec un bâton de coolie, la plaie est irrégulière et déchiquetée.

Il faut porter son attention du côté des vêtements de la victime, et constater la correspondance entre les trous qu'ils portent et le siège des blessures.

On doit regarder comme mortelle toute blessure siégeant à la tête, au tempes, à l'occiput quand elle a intéressé les os et donné lieu à un écoulement de sang accompagné de matière cérébrale.

En général, les coups portent sur la région antérieure du corps ; l'arme est tenue par la main droite et dirige le coup à gauche. Si l'assassin est gaucher, le coup portera à droite.

Une victime, frappée dans le cours de son sommeil, sera examinée dans le but de savoir la position qu'occupe la porte d'entrée et celle du lit; on recherchera la manière habituelle dont elle se couche, ainsi que l'attitude qu'elle donne à ses mains et à ses pieds.

Lorsque le meurtrier frappe avec un bras dont il n'est pas habitué à se servir, le coup n'est pas droit; ainsi, soit un homme ayant coutume d'agir avec sa main droite : s'il veut frapper avec son bras gauche au cou de quelqu'un présentant une position incommode pour lui, l'arme atteindra plus bas et frappera l'épaule.

Si, après un certain laps de temps, la plaie n'a pas laissé de traces, on verse, sur l'endroit blessé, du vinaigre, et la blessure reparaît.

Voici un fait de ce genre : un magistrat avait instruit une affaire qui consistait dans une querelle survenue à la suite d'une discussion au sujet d'un prêt d'argent: il se rendit au village du meurtrier, et il se fit apporter les faucilles des paysans : l'une d'elles lui parut suspecte; il accusa celui à qui elle appartenait et celui-ci protesta de son innocence; mais il y avait soixante autres faucilles et la sienne était la seule qui répandait une odeur de sang; en effet, le magistrat remarqua qu'elle en était maculée; l'assassin aussitôt confessa son crime.

Les blessures par un couteau diffèrent suivant qu'elles sont faites avant ou après la mort : dans le premier cas, elles sont irrégulières et béantes; mais, après la mort, elles sont nettes et régulières; avant la mort, elles sont remarquables par la présence d'un sang caillé; le sang et les chairs qui passent à travers les lèvres de la plaie ont un bon aspect; pendant la vie, les tissus s'écartent tout autour et, sous la peau, il se forme une ecchymose.

Quand un membre a été coupé, les os, les muscles, la peau, forment une masse gluante; la peau se détache des autres parties sous-jacentes; mais si c'est sur un cadavre qui a été coupé en morceaux, les tissus ne changent pas d'aspect.

Lorsque la blessure a été nettoyée, si l'on vient à presser avec les doigts les lèvres d'une plaie, il ne sortira rien et, dans ce cas, on en conclura qu'il s'agit d'une blessure *post mortem*.

Dans le cas de décapitation pendant la vie, les muscles rentrent, la peau se rétracte, les vertèbres font saillie, les épaules paraissent plus hautes. Si cette décapitation est faite après la mort, les signes opposés se montrent et le cou est plus allongé.

Lorsque la tête et le tronc sont dispersés et gisent à des endroits différents, la famille commence par établir l'identité; l'expert prend note de la distance qui existe entre les morceaux du cadavre; alors ce dernier est mis dans le cercueil, on rapproche avec soin les parties et on les compare, afin d'être sûr qu'elles correspondent bien entre elles.

Quand quelqu'un se tue avec un poignard, il faut s'informer de son rang dans la société, de l'heure à laquelle il a accompli son suicide. On demande s'il était gaucher ou droitier; est-ce un esclave? Dans ce cas, on se fait apporter le contrat de vente. Si le coup a été porté au niveau de la gorge, on examinera les parties pour voir si l'œsophage et le larynx ont été atteints.

Quand l'acte a été accompli dans une période de grande excitation, les dents sont fortement serrées, les yeux sont grands ouverts et dirigés en haut.

A la suite d'une secousse morale provoquée par un châtiment, celui qui se tue tient les yeux fermés, la bouche est close; en effet, il envisage la mort comme un simple retour dans sa patrie, et comme une heureuse terminaison des tribulations de l'existence d'ici-bas.

Il faut toujours s'enquérir des dispositions habituelles de la personne : a-t-elle un caractère porté à la tristesse? Est-elle jeune, ou bien d'âge mûr, ou est-ce un vieillard? Après un ou deux jours, la main droite d'un homme qui s'est égorgé, est crispée, tandis que la main gauche ne l'est pas; mais s'il s'agit d'un meurtre, les mains de la victime ne présentent pas ce signe.

Celui qui se blesse lui-même la main ou les doigts se coupe la chair et la peau au même niveau, et s'il a soin de se panser, il ne meurt pas tout de suite, mais s'il ne prend pas cette précaution, les conséquences ne sont plus les mêmes.

Un doigt mordu par quelqu'un sera généralement un cas mortel, parce qu'il y a du poison contenu dans les dents ; tout autour de la morsure, si l'os est attaqué, il se forme une grande quantité de suppuration ; la peau et les chairs se gangrènent, et la terminaison fatale arrive à cause de l'impossibilité de guérir une telle blessure. On trouvera, dans ce cas, les empreintes laissées par les dents ainsi qu'une plaie déchiquetée.

# LIVRE III


L'auteur commence ce livre en rappelant ce qui a été déjà dit sur les Lien-yen ou descentes de police et il insiste sur l'instruction secrète qui doit les précéder. Il ne faut pas hésiter à exposer les cadavres complètement débarrassés de leurs vêtements ; le sexe ne fait rien, la femme elle-même doite être exposée nue ; le rang social de la victime ne doit pas non plus faire obstacle à l'accomplissement de cette mesure.

La constatation de l'identité d'un corps est un fait de grande importance, car une erreur peut entrainer à mille lieues et il faut éclaircir tous les doutes.

Dans certains cas, la strangulation donne des signes semblables à ceux de la suspension.

Souvent un homme est roué de coups et meurt : on cherche et on ne trouve rien : il n'y a pas de différence entre sa mort et celle qui survient à la suite d'une maladie.

Il peut arriver qu'un clou ait été enfoncé dans le vertex et que la plaie soit cachée par les cheveux : si l'expert ne peut arriver à la découvrir, il devra aussitôt se faire remplacer par un autre.

Il y a des cas dans lesquels la congestion de la face est très prononcée et cependant on ne voit aucune trace de violence sur le cou ; on doit alors penser à une asphyxie résultant de l'introduction dans la gorge, soit d'un bouchon de papier, soit d'un morceau de toile, soit d'un mouchoir; ces divers objets ne laissent pas de marques apparentes, mais si on porte l'examen du côté de la langue on trouve qu'elle a été mordue dans les mouvements de résistance de la victime; il y a aussi de l'écume aux lèvres.

Il peut se faire que le cou subissant une forte compression, la mort n'en résulte pas; dans ce cas il ne faut pas faire prendre à la victime une boisson alcoolique, parce que des accidents mortels se produiraient.

Les suites de rixes sont plus graves quand celles-ci ont lieu entre ivrognes, attendu qu'il peut se faire un transport au cerveau.

Après une querelle, quand l'un des combattants succombe au bout de quelques jours, les magistrats auront à examiner si la mort est la conséquence des coups reçus, ou bien si elle doit être rapportée à une affection préexistante; une contusion peut avoir lésé un organe intérieur; souvent le réservoir de l'urine est atteint et dans ce cas il y a issue de sang.

Il existe des signes qui font présumer que l'inhumation a été hâtive; dans ce cas, les traits de la figure sont rouges; les yeux sont injectés de sang et les dents sont elles-mêmes colorées.

L'examen d'une personne morte à la suite d'une maladie et pour laquelle on fait une enquête, exige de grandes précautions; il faut s'éclairer sur l'époque à laquelle remonte le commencement du mal, et sur la nature de ce mal; a-t-on recouru aux soins d'un médecin? Quelle sorte de médicament a-t-il prescrit? Il faut ne pas oublier que les personnes maigres, comme le sont les mendiants, ont les chairs jaunes ainsi que les dents et les lèvres pendantes; alors, quand elles viennent à être subitement frappées par le diable, ou par un mauvais vent, ou par un courant néfaste, elles meurent.

Lorsque la mort provient d'un grand froid, la figure est blème, les dents sont durcies, les mains sont croisées sur la poitrine. Dans la mort par inanition toute la surface du corps dénote un amaigrissement considérable; les muscles sont durs; les yeux restent fermés et les dents sont serrées ; le ventre est contracté, les mains et les pieds sont étendus. Dans la mort à la suite d'une grande frayeur, les yeux sont hagards, la bouche est béante et les bras sont écartés.

A la suite d'une indigestion, si la personne succombe, on trouve en la palpant qu'elle résonne ; s'il s'agit d'un abus de boisson, on devra s'enquérir des habitudes de la victime ; car si elle était intempérante, il faudrait présumer qu'il y a eu accident par asphyxie due à l'alcool.

Dans l'ivresse chronique, les dents finissent par s'ébranler, les cavités de la bouche et du nez sont tuméfiées, la face est rouge.

Il faut aussi savoir que les excès vénériens finissent par épuiser et entraîner la mort.

Les experts auront constamment à l'esprit cette notion que la maladie possède deux principes ou essences qui sont le YIN et le YANG : le premier de ces deux principes est funeste à l'homme, tandis que c'est le YANG qui est fatal à la femme [1].

Les magistrats doivent savoir que la mort peut survenir quand des coups n'ont pas été l'objet de soins.

Lorsque quelqu'un meurt écrasé par un lourd fardeau, les deux yeux sortent de leurs orbites, la langue est projetée au dehors, les mains sont contractées, tout le corps est rouge, le sang s'échappe du nez ; dans ce cas, l'examen des os est important, car des fractures ont pu être produites.

Les blessures à la suite d'un écrasement par un poids très lourd ont pour siège ordinaire l'épaule.

Toute gène apportée à la respiration fait que les deux yeux sont grands ouverts et que la bouche et les narines laissent échapper du sang ; de plus il y a issue de stercora et une rétraction du ventre.

Lorsqu'une personne est tombée dans un baril rempli de chaux, le nez et la bouche sont pleins de cette substance.

Dans les blessures faites par une ruade soit d'un cheval, soit

---

[1] A la fin de notre travail, se trouvent des éclaircissements sur le sens de ces deux caractères.

d'un âne, soit d'un bœuf, il faut examiner avec soin l'empreinte qu'a faite le pied de l'animal.

Lorsque la foudre atteint une personne, tout le corps prend la teinte soufrée ; les bras restent étendus, la bouche est béante, les cheveux sont en désordre et on rencontre des traces de brûlures, surtout à la région postérieure du corps.

Quand quelqu'un meurt à la suite de la morsure d'un tigre, les os sont broyés. Cet animal attaque diverses régions du corps suivant l'époque du mois ; ainsi dans les dix premiers jours, il saute à la tête ; du dix au vingtième jour, il saute au tronc ; dans les derniers jours il va droit aux jambes.

La morsure faite par la mâchoire d'un cheval ou d'une mule a la forme d'une demi-lune.

La maladie appelée *Fong-kou* [1] est constituée par un venin qui s'insinue peu à peu dans le corps ; alors le ventre devient dur, les urines sont rendues péniblement ; il y a une très grande excitation ; le frisson est extrême ; le malade ressent mieux le froid, le vent, et il en souffre aussi des odeurs trop fortes et du bruit qu'on fait auprès de lui.

Si on a été mordu par un serpent, l'enflure du corps vient vite et on voit des traînées noires sur divers points : un liquide jaune sort de la plaie ; tandis que, si le serpent a mordu un cadavre, la plaie est sèche.

Il y a un crime qui consiste dans l'introduction d'un bâton par le rectum ; dans ce cas, le corps est ployé en deux, le sang s'échappe par l'anus, lequel fait saillie au dehors.

Lorsqu'il s'agit d'un cas d'asphyxie par submersion, le magistrat devra s'informer auprès de celui qui le premier a vu le noyé, si le fait est récent ou s'il y a déjà quelque temps qu'il l'a constaté ; l'endroit où il a été trouvé est-il le même que celui où l'accident a eu lieu ? Le cadavre venait-il de plus loin ? De quelle direction ? Le témoin a-t-il assisté à l'accident ? A-t-il fait des tentatives pour opérer le sauvetage ? A-t-il prévenu aussitôt la police ? A-t-il attendu ?

Quand la chose s'est passée dans un lac ou dans un cours d'eau,

[1] La rage.

il n'est pas facile de préciser la position qu'occupe le cadavre ; alors on se contente de faire des observations générales.

S'il s'agit d'un étang ou d'un trou assez profond, on pourra faire des sondages et mesurer la profondeur ; si le noyé est trouvé flottant ou sur les bords d'un cours d'eau, on notera le nom du lieu et celui du propriétaire ou du tenancier.

Lorsqu'un noyé a passé un certain temps dans l'eau, il est tout gonflé et les causes de la mort sont difficiles à mettre au clair. Souvent la chevelure est tombée, la peau se détache, la face est bouffie ; les lèvres sont pendantes et la bouche béante, les chairs sont livides, noires ; quand ces signes existent, il faut admettre qu'ils résultent d'un long séjour dans l'eau. Il y a le cas où la tête et la figure ont des blessures qui sont faites par quelque instrument piquant ; il faut que le magistrat puisse discerner s'il s'agit d'un instrument métallique ou seulement d'un morceau de brique contre lequel la victime a pu se heurter ; car, si la lésion précède l'accident, il a dû s'écouler du sang et l'aspect de la plaie diffère de celui qu'elle présenterait si elle avait été produite après la mort ; il importe de ne pas commettre d'erreur à ce sujet. Pareille précaution sera prise pour les faits de suicide dans un puits.

Dans le cas d'un esclave (note 9) et d'une femme mariée qui ont été battus, blessés et sont ensuite allés se précipiter dans un puits, il est nécessaire de bien noter les sévices dont ils sont porteurs et qui remontent avant leur suicide.

Au commencement du printemps, le corps reste flottant sur l'eau assez longtemps, mais moins de temps dans le cours de cette saison, en été et en automne.

Lorsqu'une enquête éprouve quelque retard et que le corps reste exposé au vent et au soleil, il a sur la peau des ampoules blanches.

Lorsque le cours d'eau est profond et large, le corps de l'individu tué ou suicidé ne vient pas se heurter contre les obstacles et il ne présente pas de lésions ayant cette origine ; mais si le lieu est peu profond et rétréci, les choses se passent comme s'il s'agissait d'une chute volontaire ou non dans un puits.

D'une manière générale, il suffit d'une profondeur de trois à quatre pieds pour se noyer ; par conséquent, lorsqu'on ne constate pas la présence de lésions sur un cadavre sorti de l'eau, on peut en inférer qu'il y a eu asphyxie due à la submersion. Lorsqu'on découvre un lien ou quelqu'autre chose qui paraît suspecte, il faut aussitôt incliner du côté d'un meurtre plutôt que du côté d'un suicide.

Lorsqu'une personne tombe à l'eau, la bouche et les yeux sont ouverts, les mains ne sont pas crispées.

Quelquefois une maladie conduit au suicide.

Il faut bien nettoyer le corps d'un suicidé. On prend d'abord de l'eau, puis du vin ; on voit alors la peau blanchir, les chairs et le ventre sont gonflés, le sable qui est sous les ongles ne sort pas.

Lorsqu'un vieillard tombe accidentellement dans l'eau, il n'y a pas de gonflement du ventre.

Le corps d'un homme noyé flotte sur la partie antérieure, bien qu'il ne porte pas de fardeau, tel qu'un sac de monnaie ; le corps d'une femme flotte sur la partie postérieure et la face regarde en haut, les extrémités des membres sont relevées, la bouche est close, les yeux sont ouverts ou non, le ventre est résonnant si on le frappe de la main.

La peau de la plante des pieds est blanche et ridée ; il y a du sable dans la chevelure, ainsi que sous les ongles des mains et des pieds, dans les cas où il n'y a pas de chaussures.

Le sable que l'on trouve dans les fosses nasales et dans la bouche témoigne des efforts qui ont été faits pour respirer, tandis que ce signe ne se rencontrera pas lorsque la mort précède la chute dans l'eau.

Lorsqu'une personne a été assassinée et qu'elle a ensuite été jetée à l'eau, la couleur et les chairs sont plutôt jaunes que blanches, il y a du désordre dans la chevelure et pas de gonflement du ventre, les fosses nasales et la bouche ne contiennent pas de sable ou de boue, le dessous des pieds ne présente pas de plissements de la peau, et les blessures qui ont occasionné la mort sont livides.

Il y a des corps gras et d'autres maigres; il faut faire mention de cette particularité, soit dans le cas de meurtre, soit dans le cas de suicide.

Lorsque la chute a lieu dans un puits, on demande au témoin s'il a fait des tentatives de sauvetage et ce qui l'a conduit à croire qu'il y avait un corps dans le puits; si ce puits ne dépend pas d'une habitation, on s'informe de la manière dont la découverte du corps a été faite.

Il y a des cas d'empoisonnements dans lesquels l'expertise est difficile.

Un jour une servante mourut, la justice fut informée, on fit des recherches et on trouva sous la couverture du musc; les experts déclarèrent qu'elle était morte par asphyxie.

Quand on avale de l'or, on peut succomber; ainsi il y a l'exemple célèbre de Tien-kien-tchoung qui se suicida en avalant un anneau d'or, car ce métal est toxique.

Quand les médicaments sont mal composés et mal préparés, ils peuvent donner lieu à des accidents mortels; dans ces cas, le corps sera couvert de traînées noirâtres. Dans l'expertise pour les agents toxiques, on commence par examiner les habits qui peuvent en être couverts, on regarde les vases, on prend une fourchette d'argent, on la lave avec le *tsao-tio* bouilli, puis on la place dans la cavité buccale du mort; on ferme avec du papier, et on attend quelques instants; si la fourchette se couvre d'une teinte noirâtre, on la plonge dans le jus de *tsao-tio* et si cette coloration persiste, on a de grandes présomptions qu'on a affaire à un cas d'empoisonnement. Le moyen suivant peut aussi être employé : On prend du riz, on chauffe et on le mélange avec un œuf; cela donne une bouillie qu'on introduit dans la bouche du mort; si elle devient noire et qu'elle exhale une odeur fétide, on dit qu'il s'agit d'un empoisonnement : puis si on donne à un chien cette bouillie retirée de la bouche du cadavre, et que l'animal meure, on peut affirmer que c'est bien réellement un empoisonnement; le cadavre s'enflera vite et sera noir ainsi que les os, les dents, les ongles des mains et des pieds; mais si on a introduit du poison dans la bouche du cadavre pour simuler un empoisonnement, les chairs et les os conserveront leur couleur rosée habituelle.

Les experts doivent connaître les divers venins. On place dans un vase une quantité de vers qui se mangent les uns les autres, le dernier est saturé de poison et est très dangereux, car s'il mord, il tue rapidement. Ces vers sont de plusieurs espèces : il y a le *tchou*, le *ken-tchou*, etc.; les symptômes de leur empoisonnement sont la coloration jaune du corps, la saillie des yeux, le déchaussement des dents.

Il existe une espèce d'herbe aux rats ; elle est très dangereuse ; elle s'appelle *shou-ma-tsao* [1] ; le sang sort par toutes les ouvertures.

Le *pa-tiou* est une espèce de graine très purgative qui enflamme les intestins et provoque une grande sécheresse dans la gorge [2].

Le *pi-shoang* est très toxique, son ingestion donne lieu à de petites pustules noires qui couvrent toute la peau ; la langue se tuméfie, les lèvres s'ulcèrent, le ventre se gonfle, le malade est pris d'une agitation et bientôt il est pris de vomissements. Dans le cas où le poison est ingéré à la fin du repas, le danger est moindre; la couleur noire de la peau est moins générale et se borne à la partie supérieure du corps ; la région génitale est très enflée, la mort arrive dans les premiers six jours. Dans un cas où le poison avait été mis dans l'oreille, la victime a succombé [3].

Le *ping-pien* dissous dans de l'alcool chaud est un poison qui agit avec rapidité en produisant des hémorrhagies [4].

Le *shue-yin* est un poison dangereux; on décèle sa présence en plaçant dans la bouche un instrument en or qui, après quelques instants, devient blanc [5].

Le *houi-shue* est une substance dangereuse qui donne lieu à des hémorrhagies par le nez et la bouche [6].

[1] *Illicium religiosum.*
[2] *Crotou-tiglium.*
[3] Acide arsénieux.
[4] *Baroos camphor*, camphre de Sumatra (*Drijobalanops camphora*).
[5] Mercure.
[6] Littéralement eau de cendres ; c'est la potasse ou la soude.

Le *sing-yen* est un agent très toxique : les extrémités deviennent noires, le ventre se couvre de taches brunâtres. Ce principe toxique est contenu dans les amandes amères et il se détruit par la cuisson [1].

Le *tiou-miao* est un poison animal dont la violence est très grande [2].

Le *houeu-shang-'ho* est un poison qui produit rapidement des ulcérations dans l'estomac et les intestins [3].

Le *kien-pi* est un poison composé d'une herbe très toxique et d'un poison dont la chair est très dangereuse.

Le *hoang-ya* est un poison assez violent [4].

Le *tsing-kié* est seulement très drastique, mais peu vénéneux [5].

Le *tcha* est un poison qui peut entraîner la mort si on le mélange avec une certaine dose de miel [6].

Le *scheou-koang* est un ver très dangereux [7].

Le *you-sien* est un violent poison [8].

Le *ya-pien-yen* est un poison dangereux : La figure devient livide ; les experts regarderont sous les doigts et verront de petites taches provenant des boules d'opium que l'on a roulées ; la fourchette d'argent mise dans la bouche devient noire et le tsao-tio ne peut la nettoyer ; les os deviennent foncés [9].

Le *pan-mao-kouan-tsing* en infusion est très vénéneux [10].

Le *kou-oun* est un poison violent [11].

---

[1] Acide prussique.

[2] C'est une espèce d'oiseau qui est très rapprochée du faucon. Il a une belle couleur violette, son bec est rouge, ses yeux sont très noirs, son cou est assez long, sa chair est très vénéneuse.

[3] C'est le nom d'une herbe qui est très commune en Mongolie.

[4] Il paraît être une espèce de poisson dont Grosier parle, t. IV, p. 12.

[5] Herbe dont le nom est *salvia plebeja*.

[6] Nom d'un poisson.

[7] Il s'introduit dans le thé qu'il aime beaucoup.

[8] Nom d'un petit serpent centipèdes.

[9] Opium. — Les deux premiers caractères désignent l'opium et le dernier fumée : il s'agit donc ici de l'empoisonnement chronique par abus de l'usage de cette substance au moyen d'une pipe.

[10] C'est une espèce d'herbe qu'on emploie dans la confection des nattes. — *Mylabris Cichori* : (Morrison).

[11] C'est un champignon très savoureux ; il est commun dans les vallées, il paraîtrait qu'il n'est dangereux que quand il a été piqué par un serpent venimeux.

Le *hou-man-tsao* est très toxique [1].

Le *tsao-ou-teou* est un poison dangereux [2].

Il existe un poison appelé *man-li-yu* qui est très efficace contre les accidents produits par les vers venimeux ; ce poisson a pour caractères distinctifs cinq raies de couleurs variées.

Il faut se mettre en garde contre un ver excessivement dangereux qu'on appelle *kin-tsan-choung*, qui fréquente les cocons de soie ; on s'en débarrasse en plaçant un hérisson dans l'appartement où il se trouve.

Le *kouen-khan-tsao* est une herbe vénéneuse très commune en Mongolie et qui ulcère promptement les intestins.

Il faut savoir que sur les toits il pousse souvent une plante vénéneuse ; s'il vient à pleuvoir, l'eau la dissout et peut ensuite se répandre sur les aliments en filtrant à travers les jointures des tuiles.

Il faut éviter de manger des herbes et des animaux qu'on ne connaît pas : il convient également de s'abstenir de la chair d'un cheval blanc à sabots noirs.

L'eau qui a servi à arroser les fleurs est toxique.

Lorsqu'un poulet se nourrit d'insectes venimeux, il peut le devenir lui-même ; ainsi un homme mourut et on accusa sa femme ; l'autopsie fut faite et on trouva dans son estomac des débris de poulet ; celui-ci avait mangé des insectes nuisibles ; les magistrats acquittèrent l'inculpée.

[1] Plante : espèce de *convallaria*.
[2] Racine d'aconit.

# LIVRE IV

Il y a des cas d'empoisonnement qui nécessitent une prompte assistance et une médication rapide : ainsi, lorsqu'une personne a été asphyxiée par les gaz du charbon, il faut le plus vite possible la sortir afin qu'elle respire un air frais ; en même temps on lui fait boire de l'eau froide ; on s'assure qu'il s'agit bien de l'asphyxie par les gaz du charbon, en se servant du procédé suivant : on couche le corps sur le côté et on approche de la bouche un vase rempli d'eau froide et claire ; on presse l'estomac avec la main et aussitôt il s'échappe des lèvres une vapeur qui se répand sur la surface de l'eau et qui a une teinte verdâtre ; ensuite ce gaz se disperse lentement dans l'air.

Il arrive qu'on ne connaît pas toujours la substance qui a donné lieu à l'empoisonnement ; dans ce cas on fait bouillir ensemble le *kan-tsao* et le *tsi mi*, appelé aussi *tien-kie-keng* ou *tsen-yé-tcha-tcheu*. Quand on est empoisonné par un ver appelé *yin-tsan-tchoung*, on doit agir conformément au précepte suivant, donné par un prêtre bouddhiste : il conseillait de prendre un fragment d'alun qui a une saveur agréable quand c'est bien ce ver qui a été ingéré ; alors on coupe un morceau de peau de grenade et on boit l'infusion ; bientôt le ver sort par la bouche. Il y a le *scheou-koang*, qui s'introduit dans le thé : c'est également un ver très vénéneux.

Pour combattre les accidents produits par le *ping-pien*, on se procure un vase en plomb dans lequel on verse quinze catties de vin et un demi cattie de *fou-lin* : à cela on ajoute une certaine quantité de *jou-sian*, puis on porte le tout à ébullition pendant vingt-quatre heures ; on laisse refroidir et on donne le breuvage qui a la propriété de chasser le poison par les urines [1].

La chair de perdrix neutralise les accidents de l'or. Ceux de l'argent sont combattus par la poudre de la corne du sabot de brebis ; les métaux sortent par l'intestin. On peut aussi boire de l'eau de chaux, elle produit les mêmes effets.

Le mercure introduit dans l'oreille est toxique, on l'attire au moyen d'une pièce d'or ; si le métal est passé dans le sang, il se rassemble dans un point du corps ; alors vous prenez une pièce d'or qui chauffe le métal et le fait sortir à travers la peau.

Du vin versé dans un vase en plomb peut donner lieu à des accidents d'intoxication : dans ce cas, la vapeur d'eau qui provient de la distillation du vin est un bon remède ; on frottera la poitrine du malade avec de la vase qui provient du fond d'un puits ; on emploie aussi efficacement une infusion de petites lentilles vertes. Quand on a affaire à un suicide par la pendaison, il faut recourir à la méthode suivante pour essayer de rappeler à la vie le suicidé : On désigne trois hommes très vigoureux dont le premier tient le malade debout en plaçant le genou entre les jambes ; le second abaisse un peu la tête du suicidé sur la poitrine ; quant au troisième, il place dans les narines et les oreilles, des boules de papier pour que l'air n'arrive pas trop brusquement, puis il pratique de bouche à bouche l'insufflation, mais en ayant soin de procéder avec douceur : bientôt l'air arrive dans les poumons et le suicidé revient à lui.

Si le moyen ne donne pas de résultat, vous débarrassez les narines et les oreilles des bouchons de papier, puis vous prenez de la poudre de *tsao-tio* et vous en projetez un peu d'abord dans la narine droite : cela produit l'éternuement : s'il n'a pas lieu, vous en instillez dans la narine gauche ; si ce moyen échoue il faut réchauffer le corps en prenant du gros sel qu'on torréfie un peu de manière à ce qu'il soit très chaud ; on le met alors dans

[1] Le cattie égale 640 grammes : le *fou-lin* est une plante qui, suivant la fable, se convertit en ambre ; le *jou-sian* est l'oliban.

un sac large d'un pied et on le place sur la poitrine; on ne néglige pas les autres moyens d'excitation tels qu'une forte pression du medius sur les seins, sur le pubis, sur le ventre et l'introduction dans le rectum d'un petit haricot.

Les blessures produites par un coup de fusil nécessitent une grande attention; il faut voir s'il y a un trou de sortie fait par le projectile.

Si la poudre brûle quand le coup est tiré tout près de la victime, on voit sur la peau de celle-ci une tache noire. Les balles de plomb doivent être distinguées de celles qui sont en fonte : elles sont rondes ou irrégulières.

Quand les balles sont petites, les orifices sont toujours ronds.

A une grande distance, les petits plombs ne peuvent pas pénérer bien profondément et ils restent éparpillés; mais si le coup part à une petite distance, le plomb agit comme une balle. Une flèche peut entrer de quatre à cinq *fen* dans les chairs.

Elle peut être empoisonnée : dans ce cas, le chemin qu'elle fait sous la peau est marqué par une raie noire ; si la flèche est restée longtemps sans être extraite, il y a un dépôt de sang très considérable.

Les experts examineront les épées, les couteaux qui ont servi aux blessures. On les passe au feu jusqu'à ce qu'ils soient rougis, puis on les plonge dans du vinaigre ; alors on voit apparaître sur la lame des taches de sang.

Les experts sont appelés pour des cas très difficiles, comme la mort subite à la suite d'un grand chagrin. Ils doivent examiner avec soin le corps qui est couvert de petites taches noires, tandis que les chairs sont saines ; de ces taches il s'écoule par la piqûre avec une épingle d'argent un liquide verdâtre ; on trouve les intestins secs ; le cœur est intact parce que le sang le protège.

Quand quelqu'un a été pendu après avoir été assassiné ou après avoir reçu de graves blessures qui l'ont laissé pour mort, et qu'on essaie de faire croire à un suicide, il faut chercher sur son corps s'il n'y a pas des traces du brancard qui a servi à le transporter du lieu du crime au lieu de pendaison.

# LIVRE V

Il faut que les experts soient très instruits de tous les procédés et de tous les soins qu'il importe de prendre quand on doit pratiquer les *lien-yen*, c'est-à-dire les descentes de justice et les examens juridiques. La vue d'un cadavre, le danger qu'il y a à respirer les mauvaises odeurs qui s'en exhalent, sont des circonstances qui exigent une grande prudence de la part des magistrats qui les ordonnent, et ces formalités doivent en conséquence être restreintes aux homicides et aux suicides, sur le compte desquels il peut exister de grandes présomptions et autant que possible la certitude. L'air peut être corrompu et la chose est grave. D'autre part, lorsque la multitude voit des magistrats qui ne craignent pas de s'exposer aux dangers, elle en conçoit une frayeur salutaire bien capable de détourner du crime ; par conséquent, c'est là un résultat fort précieux que la société doit à ces recherches. Sans doute on peut, continue l'auteur, objecter que les preuves obtenues par ces moyens ne sont pas absolues ; il y a des erreurs possibles, mais quand les faits sont bien nets, ils sont toujours suivis des aveux du coupable. Faut-il se préoccuper des vengeances auxquelles sont exposés les magistrats ? nullement, parce que la justice doit toujours se placer au-dessus de ces considérations.

Tout *lien-yen* doit commencer par l'interrogatoire des témoins ; il faut s'informer des habitudes de la victime ; y a-t-il eu une dispute avant l'agression? Il faut de suite se faire apporter les objets qui peuvent éclairer la justice, et les faire dessiner au besoin. On résout les questions relatives à la parenté ; on s'informe si l'accusé avait des vengeances à exercer, et quand l'interrogatoire est terminé, on fait signer ceux qui ont déposé.

C'est alors que l'examen médical commence et qu'on le dirige suivant les circonstances multiples et variées qu'il comporte. Quels sont les préparatifs nécessaires pour examiner un cadavre? car il faut que les magistrats soient en mesure de faire face à toute éventualité.

Quand le corps est disposé dans un endroit pour être expertisé, on donne l'ordre de planter un drapeau qui avertit le public de se tenir à distance et de ne pas chercher à s'approcher. puis on choisit un endroit convenable pour y placer la table sur laquelle le cadavre pourra être soumis au lavage ; la tente où se tiendront les experts sera dressée à la distance d'un demi *thien*[1] et orientée du côté du sud.

Quatre terrassiers ont été requis pour pratiquer une fosse dont les dimensions sont en moyenne les suivantes : cinq pieds en longueur, deux pieds et demi en largeur et deux pieds de profondeur. Les ustensiles et instruments ci-dessous énumérés seront apportés :

1° Deux tables vernies.

2° Deux tables ordinaires.

3° Des chaises.

4° Des parapluies huilés et de couleur jaune.

5° Cent petits morceaux de bambou destinés à rassembler les os.

6° Deux larges barils.

7° Deux bassins à eau.

8° Des instruments et pinces pour extraire les gros os.

9° Deux larges chaudières.

10° Un petit poêle.

11° Six baguettes en fer.

12° Deux pelles.

---

[1] Environ six pieds chinois, près de deux mètres.

13° Trois bateaux à pointes en fer.

14° Plusieurs brosses.

15° Quatre nattes en bambou.

16° Quatre nattes en herbes sèches.

17° Quatre ciseaux.

18° Quatre grands couteaux.

19° Quatre petits couteaux.

20° Une serrure pour fermer le baril où sont déposés les os.

21° Trois planches en bois.

22° Quatre onces de fil de soie.

23° Quatre onces fil de coton.

24° Six onces de fil de chanvre.

25° Deux rouleaux de cotonnade pour envelopper les os.

26° Une pièce de coton assez grande pour ensevelir le cadavre.

À ce livre est ajouté un appendice qui n'est guère que la répétition des matières éparses dans les livres précédents ; l'auteur revient sur la question des Enquêtes : il disserte en vers sur ce sujet qui lui fournit l'occasion de nuageuses dissertations sur la philosophie et sur la morale.

Puis vient un exposé des règles établies par le tribunal de la justice au sujet de l'arrangement des os, de leurs différences avec ceux des animaux qui, dit l'auteur, ont les côtes longues, étroites et rondes tandis que celles de l'homme sont larges et plates : les vertèbres également sont dissemblables : cependant avec quelqu'attention il est facile, ajoute-t-il, d'éviter une confusion.

Dans les dernières éditions, se trouve un exposé des notions principales enseignées dans l'ouvrage qui a pour titre le *Précieux miroir* ou *Miroir d'or*.

C'est l'anatomie et la physiologie chinoises dans toute leur originalité, c'est-à-dire ne renfermant aucun des enseignements européens : car il faut ne pas oublier qu'il existe depuis longtemps en Chine des livres traduits de telle ou telle langue européenne par des sinologues, et l'on se méprendrait grossièrement si on les regardait comme des produits de la science indigène ; cette méprise a été faite par les délégués de Saint-Étienne qui se rendirent à Canton en 1845 pour y étudier les questions commerciales et qui, ayant rencontré un livre d'anatomie chinoise avec des planches où les muscles, les nerfs, les vaisseaux, etc., etc., étaient très correctement figurés, s'imaginèrent d'écrire dans leur rapport, que les savants de la Chine étaient aussi versés dans l'étude du corps humain que les Européens ! Donc le *Miroir d'or* est intéressant à connaître parce qu'il donne la note exacte du savoir chinois en matière d'anatomie et de philosophie : or cette note est d'une faiblesse qui confine à la nullité pour ne pas dire au ridicule.

Nous n'entrerons pas dans l'exposé de ce *Miroir d'or*, mais nous en donnerons quelques exemples pour qu'on puisse mieux apprécier la manière dont il vient d'être jugé.

Les anatomistes chinois divisent tous les organes du corps humain en deux catégories : les *Tsang* et les *Foo* qui, ensemble constituent les douze *nobles organes* appelés parfois les douze *gouverneurs*. Ces *Tsang* sont au nombre de cinq qui sont les poumons, le cœur, le foie, la rate, les reins.

Les *Foo* sont les gros intestins, les petits intestins, l'estomac, la vésicule biliaire, la vessie et le péricarde.

Si on ajoute aux cinq *Tsang* et aux six *Foo* un organe appelé *San-tsao* on a bien les douze *nobles organes* : mais ce *San-tsao* est difficile à décrire : il paraît qu'il est composé de trois parties [1] ou de trois passages situés l'un près du pharynx, l'autre près de l'estomac, le troisième près de la valvule iléo-cœcale : le premier surveille les aliments ingérés ; le deuxième, la digestion ; le troisième, les excrétions.

Le *Miroir d'or* donne la description suivante des poumons : ce sont les plus importants des organes nobles ; ils s'attachent à la troisième vertèbre ; ils recouvrent le cœur et renferment douze cavités distinctes ; ils ont un aspect brillant ; leur intérieur ressemble à un gâteau de miel ; ils sont fermés en bas ; ils se remplissent dans la prise d'air et se vident dans l'expiration ; ils contiennent beaucoup d'air et un peu de sang.

Le cœur est situé sous le conduit aérien et sur le diaphragme ;

---

[1] Trois bouches, trois sources....

il est attaché à la sixième vertèbre ; il a une forme pyramidale et circulaire et ressemble à un bouton de nénuphar. En bas il est clos, mais en haut, il s'ouvre par sept orifices qui débouchent sous la langue : quatre d'entre eux sont destinés aux organes foie, rate, reins et poumons ; dans sa cavité on voit plusieurs cheveux [1] : extérieurement il est recouvert d'une couche de graisse rouge-jaune qui constitue le *péricarde*.

Le poids du cœur est de douze taëls, sa contenance est de trois ko [2], il est rempli d'un fluide séminal [3] : il contient aussi un peu de sang et un peu d'air.

Le foie est situé sous le diaphragme ; il est attaché à la neuvième vertèbre ; il communique en haut avec les poumons et le cœur ; il contient peu d'air et beaucoup de sang.

Ces exemples suffisent à montrer où en est l'état de la science anatomique ; la physiologie n'est pas plus sérieuse ; les principes sur lesquels elle repose ne sont que des conceptions ne se rattachant à aucune observation, à aucune expérimentation sérieuse· Sorties un jour de l'imagination d'un Chinois, elles se sont perpétuées et le temps a fini par leur donner une consécration qui les a fixées à tout jamais : nous prendrons un exemple dans ces deux grands principes qui s'appellent le *Yin* et le *Yang*. Ce sont eux qui sont les sources de la vie. Ils la créent par leur coopération, c'est-à-dire que le mâle en qui réside le Yin, *principe de force et de supériorité*, mais qui seul ne peut rien, s'unit au Yang, qui réside dans la femelle, et qui est un principe de faiblesse et d'infériorité.

Telle est la théorie de la genèse des êtres vivants. Ceux-ci une fois engendrés, les deux Yin et Yang se développent en eux et y maintiennent l'harmonie et l'équilibre des fonctions, en un mot la santé : mais que l'un d'eux fasse défaut par une cause quelconque, une perturbation interne ou externe, aussitôt la maladie apparaît.

Par extension, les organes se hiérarchisent et les uns sont Yin

[1] Cordons tendineux qui vont des parois internes aux valvules.
[2] Un tiers de pinte.
[3] Vital.

les autres sont Yang : ainsi, les gros vaisseaux sont Yin, les petits sont Yang. Il en est de même des fonctions dont les unes, supérieures, contiennent le principe Yin, les autres, le Yang. En résumé le Yin et le Yang désignent deux principes qui, isolés, sont sans effet mais qui, rapprochés, engendrent la vie et l'entretiennent : en outre celle-ci s'évanouit au moment où ils se séparent.

Leur union est la source de toute harmonie dans chacun des êtres et conséquemment de l'harmonie universelle.

Les livres de science chinoise sont à chaque pas semés de ces *Yin* et *Yang* : ils remplacent la méthode expérimentale et expliquent le néant des sciences chez ce peuple.

Si l'on excepte la dernière édition du *Si-yuen-iu* publiée en 1847, les modernes sont divisées en cinq livres, et les matières sont à peu près les mêmes sauf des variantes dans leur répartition.

Quant aux éditions antérieures, elles comportent huit livres : c'est l'une d'elles qui a servi au P. Cibot pour l'analyse que ce missionnaire a donnée dans l'ouvrage cité au début de ce travail. (Voir les notes complémentaires 10, 11, 12, 13 et 14).

*Note 1.*

**Le Code pénal. — Les Châtiments.** — Lorsqu'on compulse le Code pénal chinois, on est frappé de l'excessive sévérité des châtiments et, si on le compare avec les autres codes européens, on ne peut s'empêcher de le considérer comme cruel et présentant un réel contraste avec le caractère doux et pacifique de cette nation.

Mais si l'on examine ce qui se passe dans la pratique, on constate une très sensible atténuation dans l'application des peines. Il est hors de doute que la torture a été en usage autrefois ; l'histoire, les dessins en témoignent ; on connaît les noms des tyrans qui l'ont semée à chaque endroit du Code. Aujourd'hui elle est considérablement amoindrie en intensité comme en fréquence, les réductions de chacune des peines sont habituelles, les commutations et les grâces sont prononcées dans une large mesure par le souverain ; en un mot, l'écart entre la théorie pénale et l'exécution des châtiments, quoique loin encore d'approcher de cet idéal si ardemment poursuivi chez les nations européennes qui cherchent à abolir jusqu'à la peine de mort, cet écart, disons-nous n'en est pas moins un phénomène dont il est juste de tenir compte dans l'appréciation des lois qui gouvernent la Chine.

L'histoire apprend que, sous les premiers empereurs, la pureté des mœurs rendait les supplices inutiles ; plus tard, ces mœurs dégénérèrent et des châtiments terribles furent institués ; le fer rouge marqua le front d'un signe ineffaçable : le nez fut coupé, les pieds amputés, on pratiqua la castration, on déchira le corps en mille morceaux. Vers le vᵉ siècle de notre ère, le fondateur de la dynastie des Liang, l'empereur Kao You-li embrassa la foi bouddhique et abolit aussitôt la peine de mort ; mais les crimes, loin de décroître, ne firent que se répandre dans des proportions considérables et l'on fut obligé de rendre à la justice ses moyens de répression. Actuellement, sur une population qu'on doit évaluer à près de quatre cents millions, on peut avancer que le nombre des crimes contre les personnes n'est pas sensiblement différent de ce qu'il est chez les peuples de l'Occident. Encore doit-on tenir grand compte de l'excessive misère et des guerres intestines qui désolent périodiquement les provinces et entraînent à leur suite ces famines horribles qui font périr en peu de temps des milliers d'individus. Il importe en outre de ne pas négliger un fait assez particulier à ces contrées que la mer baigne dans une étendue immense : nous voulons parler de la piraterie qui infeste les côtes méridionales de la Chine. Une guerre acharnée est faite à ces pirates qui, une fois pris, sont amenés à Canton et là sont sommairement exécutés ; aussi, la statistique des exécutions capitales qui ont lieu dans cette ville donne-t-elle un chiffre considérable hors de comparaison avec celui que fournissent les autres provinces.

La nature des châtiments est très variable : les principaux sont les suivants :

1º La lacération, c'est-à-dire le supplice des couteaux (lin-che). Le criminel est attaché à un poteau ; près de lui est un panier contenant divers couteaux de plusieurs dimensions sur lesquels sont inscrits les noms des membres et des organes ; le bourreau s'en saisit et coupe les uns après les autres le nez, les oreilles, les mains, les pieds, etc., etc. Un magistrat ordonne de frapper un dernier coup, c'est-à-dire un coup mortel ; alors, tantôt le ventre est profondément ouvert, tantôt le glaive perce le cœur et le condamné expire.

2º La décapitation punit les crimes de haute trahison, l'adultère, le meurtre, la profanation des tombeaux, la piraterie, etc...

3º La strangulation punit les mêmes crimes et ceux d'une autre nature : en outre elle sert comme un procédé de commutation fort apprécié et que tout condamné est heureux d'obtenir, car il donne aux parents le droit d'ensevelir les corps, tandis que dans la décapitation, le cadavre est jeté à la voirie et privé du culte des ancêtres si important aux yeux de tout Chinois.

4º Le bannissement à temps ou à perpétuité est prononcé pour les crimes définis comme aussi dans les cas où la justice admet des circonstances atténuantes ; l'exilé est envoyé aux frontières extrêmes de la Tartarie, non loin du fleuve He-loung-kiang (le fleuve *Amour*) ; il y est employé soit aux forges soit aux salines de l'État.

5º La mutilation des parties antérieures des pieds. Elle se pratique sur les évadés de prison et sur ceux qui désertent le lieu qui leur a été assigné comme exil.

6° On se sert de la chaîne de fer, de la vis à serrer les doigts et poignets, des entraves de fer, pour les condamnés à mort.

7° En temps de guerre, les prisonniers sont castrés [1].

Dans les instructions que contient le *Ta-tsing-leu-lée* ou Code pénal, il est dit que les instruments de punitions doivent être soumis à l'examen des gouverneurs des villes, puis du juge suprême, enfin du vice-roi.

Le bambou est certainement celui qui joue le plus grand rôle parmi ces instruments [2], c'est pourquoi il est l'objet d'une réglementation minutieuse. Pour les peines qui vont de dix à cinquante coups, il doit mesurer deux mètres de longueur et un diamètre de quarante-cinq millimètres dans sa moitié supérieure et de trente millimètres dans son bout inférieur; son poids ne doit pas dépasser sept cents grammes. Pour les peines qui s'élèvent de soixante à cent coups, la longueur est la même, le diamètre seul varie et il a soixante-deux millimètres en haut et quarante-cinq en bas; le poids est de douze cents grammes.

Dans la généralité des cas, le tribunal qui prononce une peine suivant l'article du code, mentionne qu'elle sera réduite; alors on consulte l'échelle de réduction qui spécifie environ un tiers de coups en moins dans les cas où le bambou de petite dimension est ordonné, et d'un peu moins de ce chiffre dans ceux où c'est le bâton de gros diamètre qui est indiqué.

Dans les fortes chaleurs et dans les froids extrêmes la réduction descend encore plus bas et l'acquittement lui-même peut être prononcé.

L'usage du gros bambou entraîne pour le juge une responsabilité, lorsque c'est le petit bâton qu'il aurait dû ordonner et, d'après la section 413 du code, il est punissable de quarante coups.

La torture n'est pas rayée du Code mais elle est très atténuée eu égard à ce qu'elle était jadis; les vieillards et les enfants, en vertu de la section 404 du Code pénal, n'y sont pas soumis.

Voici le procédé actuellement en usage : l'accusé est à genoux de telle sorte que ceux ci portent sur des chaînes de fer, les poignets sont attachés par une corde qui les relient entre eux et les tient en avant, un bâton passant par les plis des coudes est tenu à chaque extrémité par deux aides bourreaux, qui exercent une traction en haut et en arrière, de sorte que la douleur commence au moment où la tension de la corde qui lie les poignets est à son maximum et elle s'exagère suivant le degré de traction exercée par les aides. Un autre long bâton passe sous chaque creux des jarrets; sur ses deux extrémités, l'un des pieds des aides appuie de telle sorte que la pression augmentant, les chaînes viennent s'imprimer dans les genoux.

C'est dans cette attitude qu'il est maintenu tout le temps que dure l'interrogatoire; la douleur varie suivant l'énergie déployée par les aides dans l'écartement qu'ils donnent aux bras et dans la pression qu'ils exercent sur les

---

1) Les Chinois pratiquent la castration à l'égard des prisonniers faits dans les guerres civiles : mais ils ne s'en privent pas non plus vis-à-vis des armées étrangères ; dernièrement, le gouvernement russe eut l'occasion de déclarer au gouvernement chinois qu'il eût à l'avenir à s'abstenir de ce procédé sur les soldats russes.

2) Au lieu du bambou on se sert du fouet pour les soldats tartares (Sect. XI des lois pénales. Avant les premiers empereurs de la dynastie des Thangs, on rasait la tête et on mettait des fers au cou : ces empereurs rétablirent l'usage du bambou.

genoux de l'inculpé ; leur zèle varie suivant la nature du délit, suivant les
présomptions de culpabilité et suivant surtout la situation sociale de l'accusé,
car tout ce qui tient à la police et à la magistrature de la Chine actuelle est loin
de cette intégrité et de cette impartialité si pompeusement inscrites dans le
Code.

La cangue (mot portugais, *Kia-ho*) est un instrument qui consiste en un
carré long en bois, formé de deux morceaux échancrés au milieu d'un des côtés
de manière que rapprochés, ils laissent un orifice circulaire par lequel passe le
cou. Une fois en place, ils sont maintenus au moyen de bandes de papier où
sont inscrites la date et la nature du crime ou du délit. L'instrument repose sur
les épaules, sa longueur mesure environ un mètre, sa largeur un peu moins ,
son poids est de quatorze à quinze kilogrammes. Les mouvements ont encore
une liberté assez grande ; cependant au moment du sommeil, il est bien difficile
de trouver une attitude dans laquelle le cou puisse se soustraire à la pression
des bords de l'échancrure ; il faut être vaincu par la fatigue et porter depuis
un certain temps la cangue, pour y être accoutumé et dormir soit assis soit
debout, c'est-à-dire de manière que le corps jouisse de cette détente indispensable au sommeil réparateur. Cet instrument est d'un usage très fréquent ; on
l'emploie non seulement pour les prisonniers mais encore pour les délits et pour
les simples contraventions ; dans ces cas, le condamné est laissé en liberté :
aussi est-il fréquent de voir dans la plupart des villes, des gens porteurs d'une
cangue, aller, venir, vaquer à leurs occupations : mais s'il leur arrive de rompre
les scellés, ils s'exposent à une peine sévère.

La section 420 du Ta-tsing, exempte les femmes de la prison, sauf pour les
crimes capitaux tels que celui de haute trahison et d'adultère ; en dehors de
ces cas, elles restent à la maison sous la responsabilité soit du mari, soit des
parents, soit des voisins ; à la première réquisition de la police, elles sont
livrées. Cette clause est sortie depuis longtemps du domaine théorique et actuellement il y a des maisons d'arrêt pour les femmes. Quand une femme, contre
laquelle la peine capitale a été prononcée, se trouve en état de grossesse, on
désigne une sage-femme qui la visite, et si un certificat affirmatif est délivré,
elle n'est exécutée qu'après une période de cent jours : dans les cas où la visite
n'aurait pas été ordonnée et où la mort de l'enfant en serait devenue la conséquence, l'officier civil commis à l'enquête, est rendu responsable de la négligence
à la prescription et puni d'un châtiment qui peut aller à cent coups du ba    ou ;
au cas où la femme meurt, l'exil est prononcé. La section 22 du Code dispose
que quiconque est âgé ou infirme, au moment d'un procès, peut bénéficier
d'une requête qui suspend l'action de la justice dans certains cas et cela bien
que, au moment de la faute, l'âge et l'infirmité légale n'existassent pas encore.

Suivant la section 18, il est accordé de l'indulgence aux prévenus par égard
pour les parents vieux ou infirmes, et si la peine est l'exil, on la commue en
coups de bambou et en une amende proportionnelle.

A l'arrivée au trône d'un nouvel empereur et aux anniversaires consacrés,
il y a des grâces accordées immédiatement et sans condition, sauf à l'égard des
exilés. (Voir sect. XVII du Code.)

Le principe du rachat pécuniaire est consacré par la législation, et il s'étend

non seulement aux contraventions et aux délits mais jusqu'aux crimes; ce principe remonte à une haute antiquité, et il a été renouvelé par un édit de l'empereur
Kien-lung ; les sommes exigées varient d'après le rang officiel. Il n'est pas
non plus sans exemple que des individus se rachètent moyennant une somme
d'argent et trouvent de pauvres diables qui, fatigués de la vie, consentent à se
substituer à eux, très heureux de pouvoir pendant quelque temps et même
pendant une année mener une vie large. Il n'y a sans doute que des condamnés
à mort ayant une grande fortune qui puissent se procurer ce luxe ; ces cas
sont rares et c'est par fraude et en payant les geoliers qu'ils arrivent à sortir
de la prison et à se substituer à ceux qui ont consenti à ce singulier échange ;
les exécutions capitales ayant lieu une seule fois l'an et à une époque déter-
minée, ceux qui consentent à cette substitution sont alléchés par la perspective
de plusieurs mois d'une existence de félicité et d'abondance, et le jour où tout
est fini pour eux, ils quittent la prison et marchent au supplice avec un entrain
et une gaieté qui ont leur secret dans les libations copieuses auxquelles ils se
sont livrés quelques instants auparavant [1].

A côté des rigueurs dont le Code présente des cas si fréquents, il en est
d'autres vraiment excessives. Ainsi, d'après la section 240, celui qui tue dans
une querelle, soit avec son bras, soit avec son pied, soit avec une arme, est
passible de la peine de mort ; s'il est établi qu'il a eu seulement l'intention de
frapper, mais non celle de tuer, la strangulation est substituée à la décapitation
qui n'est prononcée que dans l'homicide prémédité.


## *Note 2.*


**Poisons. — Suicide par les poisons.** — La nomenclature des poisons
est bien autrement considérable que celle qu'on trouve dans le *Si-yuen* : nous-
mêmes, dans notre analyse, nous n'avons présenté que les plus usités.

C'est sous la dynastie des Song que beaucoup de ces agents ont été essayés
sur des criminels dans le but d'éclairer la justice en lui faisant connaître les
effets produits par ces substances sur l'homme, et conséquemment de rendre
plus faciles les enquêtes. Depuis l'introduction de l'opium en Chine, cette
drogue est venue s'ajouter à la liste des ces poisons : les lépreux, si communs
encore dans le sud de la Chine, y ont recours dès qu'ils sont persuadés de leur
incurabilité et lorsque leur affection leur est devenue trop odieuse.

L'opium est également le poison préféré des femmes.

Sous l'empereur Ta-tsing, le suicide par ingestion d'un ver à soie était fréquent. Ce ver est une espèce particulière commune dans la province du Kouang-
tung. Le ver à soie commune sert également. En dehors des drogues vénéneuses servant au suicide, nous mentionnerons comme procédé employé surtout dans la classe riche, l'asphyxie produite au moyen d'une feuille d'or très

---

[1] A Siam les exécutions ont plus de solennité et se font avec un peu plus d'humanité. On bouche
les oreilles et le nez du condamné avec de la terre glaise afin qu'il n'entende pas l'approche du bourreau qui lentement, et doucement, s'avance derrière lui, puis, arrivé à portée, lève le glaive et avec
une rapidité et une habileté qui ne font jamais défaut, fait rouler la tête sur le sol.

mince qu'on aspire et qui pénètre dans les voies respiratoires : c'est d'ailleurs aussi un moyen d'infanticide.

Il y a aussi le suicide par inanition.

La section 289 du Code pénal dispose que les éleveurs d'animaux venimeux et les préparateurs de drogues vénéneuses, convaincus d'avoir empoisonné ou d'avoir instruit les autres à cela, seront décapités : la même peine sera prononcée quand même le crime n'aurait pas été consommé.

Il y aura alors en outre confiscation des biens par l'État : exil perpétuel de la femme et des enfants à 2,000 lis [1].


## Note 3.


**Avortement.** — Le *Si-yuen-lu* traite cette question de l'avortement et lui consacre même d'assez longs développements. Pour nous, il s'agit de préciser le degré qui occupe cette pratique dans l'échelle de sa criminalité. A cet effet, il convient de consulter le Code pénal : or, la doctrine 292 dispose, au sujet de la préparation des poisons, que toute personne qui fait achat de drogues vénéneuses dans une intention criminelle, peut être châtiée de cent coups de bambou et de trois années d'exil; le vendeur peut même être poursuivi et encourir la même peine s'il est prouvé qu'il avait connaissance de l'usage qu'on voulait en faire : dans le cas contraire, il n'est pas inquiété.

D'un autre côté la jurisprudence médicale, après avoir consacré un chapitre destiné à servir de guide aux expertises, ne se dissimule pas les difficultés qui entravent la solution de la question et insiste sur la réserve qu'on doit apporter dans les inductions.

En un mot les données ne dépassent guère le domaine de la théorie : ce qui prouve bien qu'il en est ainsi, c'est que dans les grands centres de l'empire et notamment à Pékin, les murailles des grandes rues sont couvertes de petites affiches qui ne sont autres que des indications de breuvages qualifiés *infaillibles pour provoquer l'issue difficile du sang menstruel :* au fond, c'est là un manière indirecte de désigner les médecines abortives que débitent les pharmaciens. La police ne s'occupe nullement de ces affiches et toute liberté est laissée aux personnes qui recourent à ces drogues soit pour une simple dysménorrhée, soit pour provoquer un avortement, ce qui est le but visé par ces placards. Si, en effet, on poursuit les informations, on arrive à voir qu'il s'agit d'une tolérance permettant à la police de constater une pratique indépendante de l'avortement lui-même, car lorsque le client se présente à l'officine, il parvient au moyen de questions adroitement posées, à connaître son domicile et son nom; après quoi il délivre la drogue; alors le mandarin du quartier est prévenu et dirige une enquête, qui ne porte pas sur le fait de l'avortement, mais sur les conditions dans lesquelles il a été pratiqué, c'est-à-dire sur l'état civil de la personne : en effet, la grossesse peut être le produit de relations

---

[1] Staunton remarque que cette responsabilité de la femme et des enfants est justifiée par la connaissance que la famille doit avoir eue des préparations criminelles; on doit donc l'isoler de la société.

illicites, telles qu'un adultère, crime puni par la loi de la peine de mort : ce peut être encore une fille échappée à la surveillance de ses parents et victime de violences : or, dans ces circonstances, la justice a pour missive de protéger l'honneur de la famille et elle exerce des poursuites ; mais qu'il s'agisse d'une femme mariée, devenue grosse des œuvres de son époux, et voulant se débarrasser d'une grossesse qui l'incommode et entrave ses projets, la justice ne va pas plus loin et l'avortement demeure impuni [1].

Ainsi, l'accouchement criminellement provoqué, n'existe pas en tant que pratique libre : la loi intervient mais non pas pour poursuivre l'acte considéré en lui-même : ce sont les faits indirects qui l'ont déterminé qu'elle atteint [2].

## *Note 4.*

**Expertises médico-légales.** — Au sujet des expertises médico-légales portant sur les lésions du squelette, les auteurs du *Si-yuen-lu* insistent sur la nécessité de savoir bien distinguer les os humains de ceux des animaux : car, suivant eux, on peut faire de graves erreurs : il faut donc rapprocher les os similaires et ils essayent d'indiquer aux experts les moyens à l'aide desquels on évite de les confondre. C'est ainsi que, d'après eux, les côtes de l'homme sont larges et aplaties tandis que celles d'un animal sont *rondes* et étroites : de plus ces dernières renferment plus de *substance intérieure* : les vertèbres offrent moins d'analogie encore avec celles de l'homme : enfin, dans toutes les questions, disent-ils, on doit parvenir, avec de l'habitude et de l'attention, à éviter de commettre une erreur.

Telle est la théorie des auteurs du *Si-yuen-lu* : il est inutile d'y insister et on se demande comment de telles notions scientifiques peuvent servir de bases à des enquêtes et à des jugements? Et pourtant il n'est pas rare d'en trouver des exemples ; le suivant se trouve relaté dans une lettre du Père J.-G. Chanseaume [3] :

« En 1746, dit ce missionnaire, qui s'était refugié à Macao, il y eut des « persécutions contre les Jésuites : on les accusait de posséder une caisse d'os-« sements magiques qui provenaient des cadavres de petits enfants tués : « ces ossements, disait-on, servaient de philtres propres à faire consentir le « sexe aux plus infâmes passions : des experts furent choisis et ils procédèrent « à l'examen des os qu'ils trouvèrent appartenir à de petits enfants : la raison « qu'ils invoquèrent, c'est que les vertèbres avaient cinq lignes et demi en « hauteur : les accusés objectèrent que ces os étaient bien en effet des vertèbres

---

1) Quand une femme est sur le point d'entreprendre un voyage et que sa grossesse la gêne, elle se fait avorter : ces cas ne sont pas rares en Chine.

2) Les médecines abortives sont très nombreuses : les plus usitées sont le *pédiculus bovis*, séché, pulvérisé et porté sur le col de la matrice : on applique de la même manière une espèce de sangsue séchée et pulvérisée : ces drogues agissent en déterminant une irritation locale qui amène des contractions utérines expulsives. Les breuvages par la bouche sont très rarement administrés et plus rares aussi sont les manœuvres directes à l'aide d'instruments. Dans l'ouvrage de Stanislas Jullien et Champion, le bichlorure de mercure est mentionné comme donné dans les cas d'accouchement difficile : cet agent est en effet employé aujourd'hui par les Chinois, mais son usage est récent et leur vient des Européens.

3) *Recueil des lettres édifiantes*, t. III.

« mais que celles-ci appartenaient non pas à des enfants, mais à un des leurs :
« il les avaient conservées afin de les envoyer en Europe.

« Les experts maintinrent leurs conclusions : on ne voulut pas ajouter foi à
« ce que les missionnaires dirent et ceux-ci furent condamnés. »

Un fait plus récent est celui-ci qu'on trouve rapporté dans le quatrième rapport du Peking-Hospital [1].

« Dans le courant de l'année 1865, après une pluie torrentielle, un bras
« humain fut trouvé dans la partie du canal située devant l'hôpital : la police
« ordonna des recherches et on découvrit des restes humains : une expertise
« eut lieu et elle ne put aboutir à aucune conclusion ni au sujet du sexe, ni
« sur la question des causes de la mort, ni enfin sur l'époque à laquelle cette
« mort remontait.

« On laissa là le corps après l'avoir recouvert d'une natte assujettie au
« moyen de deux lourdes pierres.

« Quinze jours s'écoulèrent lorsqu'on vit dresser deux tentes près du cadavre :
« puis parurent six officiers du tribunal des cérémonies ; ils prirent place dans
« l'une d'elles : l'autre fut occupée par des mandarins de police et des méde-
« cins : un grand vase fut apporté et y on versa de l'eau bouillante dans laquelle
« on jeta successivement les débris du corps dans le but de découvrir des indi-
« ces capables de renseigner sur les causes de la mort : après un certain
« temps de macération, on n'aperçut aucune trace de violences ; la tête avait été
« enveloppée dans du papier et du son, puis arrosée d'esprit de vin ; on fit
« dessus une incision : le crâne était fracturé et les fractures étaient distinctes
« des sutures et répondaient aux blessures de la peau.

« Les experts ayant remarqué la forme du coccyx et l'écartement de l'arcade
« du pubis, pensèrent qu'il s'agissait d'un squelette de femme.

« Il se firent apporter les ossements d'un animal, se livrèrent à des recher-
« ches comparatives, mais tout cela n'éclara pas beaucoup la question.

« D'autre part on savait qu'un suicide avait eu lieu quelques mois aupa-
« ravant au même endroit : cette considération fit qu'on ne donna aucune suite
« à l'enquête et l'affaire en resta là. »


## *Note 5.*


**Périodes de responsabilité relative aux blessures.** — La section 303 du Code dispose que, lorsqu'une personne est blessée, les magistrats sont requis de procéder à un examen de toutes les circonstances relatives à la blessure, dans le but de déterminer la période pendant laquelle l'offenseur est responsable des conséquences, c'est-à-dire pendant laquelle il doit payer les médicaments et le médecin et aussi supporter les chances de mort du blessé.

---

1) Dʳ J. Dudgeon, 1865.

Si ce dernier meurt et qu'il soit établi que la terminaison funeste n'est pas le résultat direct des blessures, l'offenseur n'est pas passible de la peine capitale. S'il guérit avant le délai légal, c'est-à-dire fixé par les experts, la punition est réduite de deux degrés : s'il reste estropié, la responsabilité est prononcée conformément à la loi. Toute blessure faite par un coup de pied ou de poing correspond à une période de responsabilité qui dure vingt jours : cette période s'élève à trente jours quand la blessure est due à un instrument aigu, au feu, à l'eau bouillante; s'il y a fracture ou luxation et si le blessé est père de famille, la responsabilité s'étend à cinquante jours.

## Note 6.

**Responsabilité des magistrats dans les enquêtes.** — Le Code pénal consacre une section à la question des enquêtes; c'est la section 412 ainsi conçue; — Si une enquête est nécessaire pour examiner la nature des blessures; — Si le magistrat n'y procède pas avant qu'on ait changé le corps de place; — S'il ne fait pas l'examen lui-même mais qu'il délègue quelqu'autre officier civil ou militaire de manière qu'en agissant ainsi il s'expose à ce qu'un faux rapport soit produit ; — Si les examinateurs avant et après, s'entenden pour faire leurs rapports ; — S'ils parlent de choses sans portée au lieu de s'occuper des faits sérieux de telle sorte que la vérité et toutes les circontances destinées à éclairer les causes de la mort ne soient pas mentionnées minutieusement, le président et ses assesseurs auront quatre-vingts coups de bambou. Ce sont les plus bas officiers ministériels qui encourent la plus haute responsabilité : ceci découle de ce fait que ce sont eux qui instrumentent les premiers et que c'est conséquemment sur eux que s'engage l'instruction qui s'arrête ou suit son cours suivant qu'ils ont bien ou mal apprécié les circonstances du débat.

En conséquence, lorsqu'un tribunal supérieur est appelé à reviser le jugement d'un tribunal inférieur et le confirme, si cependant l'erreur vient à être mise en évidence, les membres du tribunal supérieur sont punis de deux degrés en moins que ceux du tribunal inférieur.

## Note 7.

**Responsabilité médicale.** — La responsabilité médicale en Chine est très grande et peut être invoquée comme l'une des principales causes de l'infériorité de la science, comme aussi du peu de dévouement qu'apportent les praticiens lorsqu'ils se trouvent en présence d'un cas grave : ils s'abstiennent, se retirent et livrent leur malade au hasard. S'il meurt, ils peuvent arguer qu'ils n'y sont pour rien.

Quant à la chirurgie, elle est absolument nulle. Les opérations sanglantes ne sont jamais pratiquées; l'anatomie, dont la connaissance est la base de cette branche de l'art, est inconnue, car la dissection est rendue impossible par le culte spécial réservé aux morts. La seule pratique qui relève de la chirurgie, est l'acuponcture; encore cette opération ne comprend-elle que l'étude superficielle du corps humain faite d'après des planches plus ou moins fantaisistes. A Pékin, il y a une sorte d'école pratique où se trouvent deux statues en bronze, œuvre des anciens missionnaires; elles sont couvertes de petites bandes de papier sur lesquelles sont inscrits les points anatomiques que doit piquer l'aiguille à acuponcture pour tel ou tel cas : c'est autour de ces statues que les étudiants viennent apprendre l'anatomie et la chirurgie[1].

En 1865, la *Gazette de Pékin* contenait un décret dans lequel l'Empereur déclare que désormais les médecins de la cour devront s'abstenir de l'acuponcture sur lui; mais la pratique continue, les Chinois ont une grande confiance en elle, malgré les accidents graves auxquels elle donne assez fréquemment lieu et dont le D^r Henderson a été souvent témoin : elle demeure la panacée universelle.

Le Code pénal contient les dispositions suivantes relatives à la responsabilité médicale :

Lorsque ceux qui exercent la pratique médicale intérieure et la pratique médicale extérieure, sans s'y connaître, administrent des drogues ou se servent d'instruments piquants ou tranchants, d'une manière contraire aux règles établies, et que par là ils contribuent à la mort du malade, les magistrats requièrent d'autres médecins et font une enquête sur la nature du remède administré ou sur la lésion qui a entraîné la mort. Si l'on parvient à établir qu'il y a eu erreur sans dessein de nuire, le médecin ou chirurgien pourra se racheter de la peine infligée dans le cas d'homicide et subira celle de la mort donnée accidentellement : ils seront en outre forcés de quitter pour toujours leur profession.

Si l'enquête démontre que le praticien s'est éloigné à dessein des règles et méthodes consacrées et que, prétendant guérir le mal, il l'ait rendu plus grave dans le but d'en tirer plus d'argent, on considérera la somme perçue comme un vol et la peine encourue sera proportionnellement à cette somme.

Quand un décès survient, le médecin ou le chirurgien qui a donné ses soins au malade dans un but criminel, subira la peine de mort par décollation après avoir été incarcéré jusqu'à la saison ordinaire (solstice d'automne). (Sect. 297 et 90.) A la division des lois rituelles et à la section 63 relative à la préparation des médicaments et provisions pour l'Empereur, il est dit que tout médecin qui prépare des drogues sans observer les règles de l'art et qui ne les fait pas suivre de commentaires précis, encourt la peine de cent coups de bambou : s'il est prouvé que les médecines ne sont pas de première qualité, la peine est de soixante coups.

Le 8 avril 1881, Hia-chen-hien-huan, impératrice régente, veuve de Hien Fung, décédait à la suite d'une maladie qui ne remontait pas à plus de trois jours : elle avait reçu des soins de Tcheou-che-tcheng et de Tchouan-cheou-ho, membres du Ta-yuen ou académie impériale de médecine de Pékin, et médecins ordinaires de la cour. Le lendemain de la mort parurent plusieurs décrets

---

[1] Voir notre travail sur l'histoire de la médecine en Chine. *Gazette hebdomadaire* 1873.

dont le quatrième porte que les deux médecins susnommés sont désormais privés de leur globule de saphir (bouton de 3e classe).

## Note 8.

**Suicide**. — Le *Si-Yuen-lu* revient très souvent sur la question du suicide : il faut en effet pouvoir distinguer la mort volontaire de celle qui résulte d'un crime, et le suicide est d'une fréquence très grande. Le jeu, la débauche y poussent par la ruine qu'ils entraînent; la vengeance le conseille aussi très souvent. Si quelqu'un a causé un préjudice à un autre, celui-ci va se tuer sur le seuil de sa porte, certain que mille embarras en résulteront pour lui; car la police ouvre aussitôt une enquête qui est une source de frais considérables et qui ordinairement est une cause de ruine pour la victime de cette singulière vengeance.

Parmi les motifs si nombreux de suicide, il en est encore un que nous signalerons parce qu'il se lie à un fait qui semblerait *a priori* devoir lui être étranger. Quand un Chinois apprend que son fils s'est fait chrétien, il se tue lui-même, ce qui est une sorte de malédiction infligée à celui qui, ayant répudié le culte des ancêtres ne peut plus faire sur la tombe de son père les sacrifices consacrés : et cette conversion est regardée comme un crime parce que, dès lors, tous les ancêtres privés de ces sacrifices deviennent de perpétuels mendiants objets de mépris dans le monde des ténèbres.

Suivant la section 299, celui qui, dans certains cas tels que dettes, emploie la menace envers son débiteur qui se suicide ensuite, bien que la menace soit motivée, sera puni de cent coups et d'une amende de dix onces d'argent pour couvrir les frais des funérailles. Voici la relation d'un cas de suicide accompli dans les circonstances suivantes : Un individu nommé Han, originaire du Chan-si, âgé de vingt-cinq ans, exerçant la profession de marchand, fut, le 25 mai 1868, accusé de vol: conduit devant le magistrat, il déclara qu'il était innocent du crime qu'on lui imputait et pour le prouver, il tira un couteau de sa poche et se le plongea dans le ventre en s'écriant : *Qu'on examine à présent mon cœur et on verra bien si je suis coupable!* Puis il se mit en demeure de faire rentrer ses entrailles qui s'échappaient de la plaie, sortit dans la rue et tomba épuisé sur le sol où il resta jusqu'au lendemain.

L'événement se passait tout près de l'hôpital anglais de Pékin, dirigé par le Dr Dudgeon. Ce médecin voulut faire conduire le blessé chez lui; mais on lui représenta que c'était chose fort délicate, que si on touchait au blessé, sans l'ordre de la justice, les voisins et les hommes de la police seraient ainsi exposés à toutes sortes de désagréments. Le docteur Dudgeon déclara qu'il assumait sur lui cette responsabilité et parvint à faire amener le malade dans son service; il pansa la plaie et administra de l'opium, car il avait affaire à un fumeur. Au bout de quelques jours, le mal était assez amélioré pour que le blessé pût se lever. Il voulut sortir, on s'y opposa. Alors il trompa la vigilance du concierge et disparut ; au bout de quelques jours il revint et c'est alors que le délégué du tribunal de la justice se présenta au dispensaire pour ouvrir l'enquête. La guérison se compléta, le malade sortit définitivement et la justice le saisit et l'emprisonna ; on le jugea et il fut acquitté.


Note 9.


**Esclavage et contrats de vente ou de louage.** — Dans les enquêtes, il est recommandé aux magistrats d'examiner avec soin les conditions stipulées dans les contrats de louage : en effet les châtiments varient suivant qu'il s'agit d'un esclave ou d'un serviteur loué, ou d'une personne libre.

Il y a deux sortes d'esclaves, ceux du gouvernement et ceux des particuliers : les premiers comprennent les individus condamnés pour certains délits déterminés (sauf les vieillards et les enfants), les parents au 1er degré et les femmes des individus coupables de rebellion. C'est ainsi qu'il existe au Palais impérial des esclaves qui ne sont autres que les parents de princes condamnés pour crimes de lèse-majesté. L'État peut louer ses esclaves aux particuliers. La seconde catégorie comprend les prisonniers de guerre, les individus qui se vendent eux-mêmes ou sont vendus par d'autres, et les enfants d'esclaves. C'est la misère qui pousse parfois à se vendre, puis viennent les enfants vendus par leur père en vertu d'un édit de Han-tsou (206 ans av. notre ère) qui autorisait le peuple à vendre ses enfants à la condition que le père eût leur consentement préalable ; cette restriction ne franchit guère le domaine théorique, car si l'enfant est tout jeune il ne peut être question de son consentement : s'il est plus âgé, il est heureux de profiter de l'occasion qui lui est donnée de tenter une existence nouvelle en échange de la vie de privations qu'il endure : car c'est encore la misère qui pousse le père à vendre ses enfants.

La femme de second rang ou concubine est au-dessus de l'esclave, mais dans la pratique il arrive souvent que le mari vend cette concubine ; dans ce cas encore il faut le consentement, mais celui-ci est toujours supposé, car, soit raison sérieuse, soit caprice du mari, la femme a tout intérêt à ne pas prolonger une existence qui lui serait intolérable, et elle a quelque chance de la changer pour une autre moins mauvaise. A côté des esclaves se placent les gens loués pour un temps déterminé et dont la durée ordinaire est de cinq années, durant lesquelles ils sont assujettis à des devoirs qui les mettent dans un état d'infériorité légale ainsi que le fait ressortir le Code, de telle sorte que la pénalité est toujours plus forte pour leurs crimes et leurs délits, tandis qu'elle l'est moins pour ceux qui sont commis à leur préjudice ; il arrive parfois que dans la pratique, on fait une assimilation qui, suivant le cas, accroît ou atténue le crime suivant qu'on veut accroître ou atténuer la faute. Voici un exemple d'aggravation de crime : Lieu-hoaï avait loué les services de Pan, esclave du gouvernement, pour une période de dix ans. Il arriva que le neuvième jour du premier mois de la quarante-cinquième année de Kien-long, Lieu-she, sœur mariée de Lieu-hoaï, vint rendre visite à son père Lieu-kouan et à sa mère Shang-sche. Un jour d'hiver, son père l'envoya chercher du bois à brûler qui était dans la chambre de son serviteur Pan ; celui-ci étant ivre, voulut séduire Lieu-she ; il éprouva d'abord de la résistance, mais doué d'une grande force il allait arriver à ses fins lorsque sa victime cria et fut entendue par sa mère qui accourut pour la secourir ; l'esclave lâcha prise et reçut quelques coups de Shang-she, puis il s'enfuit emportant avec lui du pain et quelque monnaie. Lieu-she se plaignit à son frère et l'engagea à en saisir le magistrat, puis rentrée chez son mari, elle lui raconta ce qui s'était passé ; ce dernier s'efforça de la consoler et ne s'inquiéta pas davantage de la mésaventure. Le quatorzième jour du deuxième mois, Pan qui était resté caché et qui, ne pouvant se placer dans les conditions où il se trouvait, était menacé de mourir de faim, se décida à revenir chez son maître à qui il confessa sa faute. Celui-ci remit au lendemain le soin de voir ce qu'il devait faire et il se décida à donner à son frère l'ordre de garrotter Pan et de le conduire au magistrat ; c'était difficile et le frère préféra se tirer d'affaire en procédant autrement ; il envoya Pan chez le mari de sa sœur avec mission de prier ce dernier de venir conférer avec lui au sujet de ce qu'il fallait faire. Pan s'enivra en chemin et arriva chez le mari dans un tel état qu'il fut forcé de se coucher ; on lui passa alors une corde au cou ; il s'éveilla, et revenu à la raison, il devina de quoi il s'agissait ; il se débattit, mais on lui lia les mains et les pieds ; il voulut résister et cria que si on le portait chez le magistrat sa punition se bornerait à être battu et attaché au pilori puis renvoyé chez lui ; qu'une fois libre il se vengerait et tuerait ses agresseurs.

A ces mots Lieu-hoaï, furieux d'une telle audace, prit un couteau à couper du tabac et le plongea dans le ventre de Pan : le coup était mortel et Pan expira le soir ; on couvrit le corps et au milieu de la nuit on le jeta à l'eau. Mais la justice fut informée et elle parvint à découvrir le cadavre : Lieu-hoaï comparut et confessa tout ; l'affaire fut instruite et le vice-roi du Kiang-si ayant étudié le cas, déclara qu'il y avait eu meurtre volontaire d'un esclave loué, et que ce meurtre équivalait à celui d'un serviteur libre, punissable, d'après la loi, de la strangulation. En effet, suivant le Code, un maître qui tue son serviteur loué n'est passible que de cent coups et de trois ans d'exil ; mais s'il tue son serviteur libre, il est étranglé. Or dans le cas de Pan, on avait affaire à un serviteur loué et la condamnation de Lieu-hoaï se bornait au bambou et à l'exil ; mais comme Pan était esclave du gouvernement et qu'il avait porté préjudice à ce dernier, le vice-roi avait cru devoir élever le degré de responsabilité et conséquemment la pénalité : c'est pourquoi il avait assimilé le meurtre de Pan à celui d'un serviteur libre.

La section 313 dispose que le meurtre involontaire d'un esclave ne rend le maître responsable d'aucune punition, pas même d'une amende. S'il s'agit d'un serviteur loué, il y a cent coups de bambou et trois ans d'exil.

S'il s'agit d'un serviteur libre il y a strangulation.

Le code est donc muet sur l'assimilation que le vice-roi du Kiang-si a faite dans l'intérêt de l'État lésé.

La loi ajoute que s'il s'agit du meurtre involontaire d'un esclave appartenant à des parents, la punition est un degré en moins; elle dispose en outre que tout esclave qui frappe un homme libre est puni d'un degré en plus; si l'infirmité est incurable, il est étranglé; si la mort s'en suit, il est décapité.

*Note* 10.

### L'aliénation mentale dans ses rapports avec la médecine légale.

— Dans aucun endroit du *Si-yuen-lu*, il n'est question des expertises auxquelles peut donner lieu l'aliénation mentale soit dans ses rapports avec la criminalité, soit au sujet de faits ressortissant à la jurisprudence civile, telles que successions, interdictions, etc., etc.

Cette affection qui, chez les nations européennes, fait chaque jour des progrès, est fort rare en Chine: cela tient sans doute en grande partie à la fixité de la constitution politique et à l'absence de luttes religieuses qui sont une source si féconde de perturbations mentales.

Les exemples qu'on rencontre tiennent soit à l'usage des alcools, et dans ce cas ils ne se voient guère en dehors des ports de commerce, là où existe le contact avec les étrangers; soit à l'usage de l'opium, qui s'accroît d'une façon inquiétante pour l'avenir de la race, bien que la statistique de la consommation de cette drogue fournisse des chiffres restreints. En effet, d'après le dernier rapport des douanes, publié par ordre de l'inspecteur général, il y aurait seulement deux tiers de un pour cent, de la population fumant l'opium. Étant donné que cette population s'élève à environ trois cent cinquante millions d'habitants, on arriverait au chiffre d'environ deux millions de fumeurs [1].

Au point de vue des accidents cérébraux qu'entraîne l'usage de la drogue, et au point de vue des fatalités héréditaires, on comprend la campagne entreprise actuellement en Angleterre [2] contre l'importation de l'Inde.

Quant aux névroses spéciales à la femme chez les nations européennes, on les rencontre bien rarement en Chine à cause du genre d'éducation et des conditions morales qui lui sont propres chez ce peuple.

Les moralistes chinois n'ont pas recherché les connexions qui existent entre la folie et la criminalité. En présence d'un cas d'aliénation mentale, la justice n'intervient pas; la responsabilité des conséquences auxquelles elles peut donner lieu, reste tout entière à la famille.

---

1) 1881.
2) Cette campagne n'est entreprise, bien entendu, que par les philanthropes.

## *Note* II.

**Puissance paternelle chez les Chinois.** — Si étendue que soit la puissance paternelle, elle n'est pas sans limites, au moins théoriquement, et elle se trouve réglementée par diverses dispositions du Code.

D'après la section 275, un père a le droit de vendre ses enfants ou petits-enfants sous la condition que ces enfants y consentent.

Il est dit à la section 319 que les père, mère, grands-parents du côté paternel, quand ils font comparaître en justice leurs enfants ou petits-enfants, seront crus sur leur simple déclaration et sans contrôle[1].

En 1865, le fait suivant se passa à Chang-haï : un père amena son fils devant le magistrat de son district et lui demanda ce qu'il devait faire pour le punir de l'usage excessif qu'il faisait de l'opium; toutes les corrections qu'il lui avait infligées étaient jusqu'ici restées vaines; il s'abrutissait de plus en plus; il avait eu déjà des accès de manie aiguë et il était à craindre qu'il ne commît un crime qui le déshonorerait ainsi que toute sa famille.

Le magistrat lui représenta que la loi l'autorisait à user de sa puissance paternelle dans un cas aussi grave et aussi motivé. Le père, à quelque temps de là, immola son fils devenu incorrigible.

Voici un autre exemple d'usage de la puissance paternelle. En 1867, dans une chrétienté voisine de Pékin, un missionnaire fut témoin du fait suivant : Une fille était devenue mère à la suite d'une séduction à laquelle elle n'avait pas voulu ou pu résister; la famille la condamna à mort et elle fut enterrée presque vivante après avoir été battue. En agissant ainsi, le père vengeait l'honneur de sa maison, outragé par la faute de son enfant.

D'après la section 329, les sévices exercés par les enfants sur les parents sont punis de mort sur la plainte de ces derniers; si c'est par accident et involontairement que les enfants tuent leur père, ou mère, ou grands-parents du côté paternel, ils sont punis de cent coups de bambou et de la déportation à perpétuité, à cent cinquante lieues de la province. Telle était autrefois la pénalité, mais elle a été dans ces derniers temps abrogée et rendue plus sévère, car il y a peine de strangulation sans sursis.

La section 337 édicte cent coups et trois ans d'exil contre toute accusation faite par un enfant contre ses parents, quand même elle serait fondée. Cette disposition de la loi a été prise en vue d'assurer l'accomplissement des devoirs qu'impose le respect filial.

La section 329, aux statuts supplémentaires, protège les enfants qui se sont rendus coupables soit de violences, soit de meurtre, lorsqu'il est établi que le crime a été commis en défendant les parents ; il est nécessaire de prouver que

---

1) Cette dernière partie est renfermée dans la section 337.

le meurtre ne résulte pas d'une vengeance et qu'il est bien contemporain de l'agression.

Nous ferons observer que la précocité pour le mal est rare chez les Chinois. On cite quelques exemples de jeunes enfants qui, après les grandes insurrections des Rebelles, ont eu sous les yeux des spectacles de barbarie et qui se sont ensuite livrés à des crimes; il y a même des faits de grâces impériales accordées dans ces cas : mais, nous le répétons, le caractère des enfants chinois est généralement pacifique est doux.

## Note 12.

**Viol**. — **Sodomie**. — Le *Si-yuen* traite cette question et le *Ta-tsing* s'en occupe également. A la section 306, il est dit que le viol d'une femme mariée ou non mariée est puni de la peine de mort par strangulation; si le viol n'a pas été consommé et a été borné à la simple tentative, la peine sera réduite d'un degré, c'est-à-dire portée à cent coups de bambou et à trois années d'exil.

Aux commentaires de cette section, on relate une enquête où il est dit que les experts ayant procédé à l'examen du cadavre d'une femme assassinée, on trouva la figure congestionnée, les yeux injectés, la bouche entr'ouverte, les coudes ecchymosés; à l'entrée de l'orifice vaginal, il y avait une quantité appréciable de liquide spermatique et les experts déclarèrent que la femme avait été victime d'un viol.

A un autre endroit des commentaires de la même section, on donne la relation d'un examen fait dans les circonstances suivantes : Deux hommes s'étant battus, l'un d'eux fut blessé et on fit une enquête ; on trouva une plaie de trois pouces située au front et une autre de trois pouces et demi à la tempe. Ces blessures avaient été produites par une pierre rugueuse, mais elles n'étaient pas mortelles; une autre plaie plus étendue siégeait au bras ; la poitrine avait été froissée en avant et sur les côtés, et on distinguait l'empreinte laissée par un genou. Le blessé mourut et on constata qu'il y avait une déchirure à l'orifice anal, on conclut qu'il avait été victime de sodomie.

Cet exemple est suivi de la relation de plusieurs autres cas de sodomie et d'examen médico-légal basé sur la lésion appréciable de l'anus.

En 1723, dans la province de Fo-kien, dans la ville de King-te-tcheng, célèbre par ses belles fabriques de porcelaine, un homme fut accusé de sodomie; son procès fut instruit, les preuves directes furent acquises et on le condamna à la strangulation. Un arrêt impérial ayant confirmé la sentence, il fut exécuté. La relation de ce fait se trouve dans le recueil des lettres édifiantes (P. Prémare, t. XXXIII, 1714).

## Note 13.

**L'infanticide**. — Cette question de l'infanticide a été l'objet de jugements les plus opposés et de débats les plus passionnés.

Parmi les voyageurs, les uns ont vu, les autres n'ont pu voir ; parmi les résidents, les uns ont été témoins de la fréquence de cette pratique, les autres ne l'ont jamais observée ; enfin on a parfois donné à certains faits une interprétation erronée : tel par exemple, le cas de ces petits enfants jetés, dit-on, aux pourceaux. Voici la vérité sur ce point : Les pauvres n'ont pas les ressources suffisantes pour faire enterrer leurs enfants ; or, les autorités des villes y pourvoient. Chaque matin une voiture attelée de bœufs passe dans les principaux quartiers, une sonnette s'agite, ceux qui ont des enfants morts les apportent ; on les place dans la voiture et ils sont conduits au Yu-in-tang, maison de charité.

Le P. Amyot continue ainsi la description : « Cette maison, dit-il, est pourvue de médecins, de matrones et de nourrices et administrée par des mandarins relevant du Li-pou (ou ministère de l'intérieur). Les enfants qui ne sont pas morts sont soignés, les autres sont recouverts de chaux et inhumés. Jadis on brûlait chaque année les restes de ceux qui avaient résisté à l'action de la chaux, puis on ramassait les cendres et on les jetait à la rivière afin qu'elles ne servissent pas aux opérations magiques. Autrefois on jetait à l'eau les enfants qu'on ne pouvait pas nourrir, mais on ne les noyait pas ; on leur attachait une calebasse et ils étaient recueillis par de riches personnages qui les élevaient[1]. »

A cette relation d'une coutume qui existe toujours et dont nous avons été nous-mêmes témoin, il convient d'ajouter que, parfois, l'enfant mort est déposé dans une natte et placé sur le seuil de la porte quelque temps avant le passage de la voiture : or il arrive que, des pourceaux errants, comme on le voit dans toutes les villes de Chine, se jettent sur le cadavre et en font leur proie.

Ce spectacle, que nous avons vu à Pékin, est odieux sans doute, et nous comprenons que ceux qui l'ont rencontré en aient été frappés et en aient rapporté un sentiment peu favorable ; mais il est certain que ce sentiment doit être modifié lorsqu'on sait que ces enfants n'ont pas été jetés intentionnellement en pâture aux pourceaux, et que c'est un fait accidentel à mettre sur le compte de la misère.

Sans aucun doute, les choses se passaient avec plus de soin du temps du P. Amyot, car pendant le long séjour qu'il a fait à Pékin au commencement du siècle dernier, il aurait pu connaître le fait et le signaler s'il avait dû recevoir une interprétation différente de celle que nous lui donnons.

Et cet auteur dit, un peu plus haut : « que l'infanticide existe en Chine, mais qu'il ne se commet que dans les grandes villes et qu'il est dû à la misère : si la loi ne le punit pas, ajoute-t-il, c'est qu'elle sait que la misère en est le seul mobile. »

Ce missionnaire a exprimé la vérité sur la pratique de l'infanticide en Chine. A notre tour, nous dirons que cette pratique existe et qu'elle est même fréquente, mais nous n'admettons pas qu'on la présente comme un trait caractéristique de la nation.

La Chine, il y a deux siècles, était à son apogée ; elle était prospère, féconde,

1) Mémoires concernant les Chinois, t. VI, p. 523.

riche ; l'infanticide alors s'y voyait, mais dans les classes pauvres, à l'état exceptionnel, dans les mêmes conditions qu'on le rencontre partout, chez les nations les plus civilisées et les plus puissantes.

Depuis cette époque, la nation va s'affaiblissant ; des causes multiples la désorganisent : le paupérisme s'étend et il est fatal que l'infanticide y atteigne des proportions de plus en plus considérables.

La législation ne sévit pas contre cette pratique, cela est vrai, mais le P. Amyot nous en a donné plus haut la raison à laquelle nous ajouterons que le législateur avait le devoir de concilier la pratique avec les droits inhérents à la puissance paternelle.

On a signalé aussi la plus grande fréquence de l'infanticide des filles. C'est un fait se rattachant à la doctrine de la métempsychose, en vertu de laquelle le sort réservé aux filles dans l'autre monde est infiniment préférable à celui qu'elles ont ici-bas ; leur abandon est donc atténué par la misère à laquelle elles sont vouées. Chaque peuple a ses superstitions.

En résumé, l'infanticide existe en Chine, plus que partout ailleurs, parce que la misère y fait, plus que chez aucune des nations civilisées, des ravages considérables et chaque jour croissants ; mais il n'est pas juste de prétendre que ce soit une pratique nationale à laquelle tous se livrent, le sentiment moral la réprouve à peu près autant qu'en Europe.

Quant aux orphelinats étrangers qui cherchent à remédier à cet état de choses, nous convenons qu'ils apportent un soulagement aux pauvres de ce pays ; mais les personnes dévouées qui sont à leur tête ne nous contrediront pas si nous disons que le spectacle de leurs établissements est une cause d'irritation perpétuelle procédant de la jalousie, de l'orgueil froissé et conduisant toujours à des accusations calomnieuses et souvent à des catastrophes horribles comme celle, par exemple, du Tien-tsin en 1870.


*Note 14.*


**Procédure criminelle.** —**Exécutions capitales.** — Lorsqu'un crime est commis, le coupable est aussitôt recherché et saisi par la police dont l'action est dirigée par un Ti-pou ou mandarin de rang inférieur[1] ; celui-ci le conduit au Pe-yamen ou tribunal de police présidé par un Ti-tou, c'est-à-dire par l'un

---

1) Ce Ti-pou est une sorte de commissaire dont le rôle est de rechercher les crimes, délits et contraventions : il y en a un dans presque chaque rue. Ce fonctionnaire a le plus grand intérêt à trouver le coupable : car si après un certain temps, les perquisitions n'ont amené aucun résultat, le magistrat du district le condamne à la peine du bambou ; afin d'éviter ce désagrément il s'affilie généralement à des voleurs de profession qui l'aident dans ses perquisitions et qu'ils récompense. Le Ti-pou est en outre chargé de la fermeture des portes de la ville et ses appointements sont constitués par les cotisations que lui donnent les propriétaires du quartier par lequel il est d'ailleurs élu ; en somme, il a des fonctions importantes bien que subalternes et son nom revient très fréquemment dans la *Gazette de Pékin*.

des préfets de la ville; celui-ci a pour assesseurs deux mandarins d'un certain rang et dix-huit autres de rang inférieur, lesquels forment le banc des juges; chacun de ces juges fait subir un interrogatoire spécial, rédigé et présenté ensuite au prévenu qui le signe.

On procède ensuite à la confrontation de ces dix-huit dépositions et si elles sont reconnues conformes entre elles, c'est-à-dire s'accordant complètement par le fond, elles sont envoyées au premier des trois grands mandarins qui président le Sing-pou [1] ou bureau des crimes.

Un mémoire est adressé de là à l'Empereur et l'affaire dès lors ressortit au Sing-pou; ce tribunal suprême a au-dessous de lui dix-huit tribunaux présidés chacun par deux grands mandarins, un Chinois et un Tartare auxquels est, non toujours, mais le plus ordinairement adjoint un mandarin représentant chacune des provinces de l'Empire.

C'est le sort qui désigne celui de ces dix-huit tribunaux devant lequel doit comparait l'inculpé.

Au jour fixé, il est amené devant les trois mandarins qui lui font subir un interrogatoire d'après le même procédé que celui qu'il a subi devant le Ti-tou; c'est ainsi que chacun de ces interrogatoires écrit, est confronté avec les autres d'abord, puis avec ceux du Ti-tou. Si aucun désaccord n'est constaté, les trois mandarins les signent et les donnent au prévenu qui y appose également son seing. Puis on établit une pièce dans laquelle on écrit le nom de l'accusé ou des accusés, car il arrive souvent qu'on mène de front plusieurs affaires, et on déclare qu'un tel a commis tel crime qui, selon la loi, mérite tel châtiment [2]. Cette pièce est expédiée à l'Empereur qui fait connaître qu'il n'use pas de son droit de grâce en traçant autour du nom un cercle rouge. La pièce est ensuite renvoyée au président du Sing-pou qui, sans l'ouvrir, l'adresse au mandarin gardien de la prison [3]. Celui-ci réunit dans un lieu spécial les condamnés et à partir de ce moment, ils cessent d'être sous sa responsabilité et ils sont remis à un délégué du Sing-pou. Tous, sans exception, graciés ou non graciés sont conduits au lieu du supplice et c'est seulement sur ce lieu que la lettre impériale, contenant les noms des coupables, est ouverte. Ceux de ces noms qu'un cercle rouge entoure sont appelés; on leur demande s'ils se reconnaissent coupables; s'ils répondent affirmativement ils sont remis au bourreau; s'ils disent qu'ils ne le sont pas et s'ils déclarent que les aveux qu'ils ont fait leur ont été arrachés de force par la torture, on les ramène à la prison afin que la procédure soit revisée. Il va sans dire que le condamné n'use guère de ces appels dans lesquels il n'a que peu de confiance; d'ailleurs s'il n'a aucune ressource pécuniaire il ne saurait y songer, et s'il lui arrivait de demander l'appel de sa condamnation, il n'aurait aucune chance d'être écouté dans ces conditions qui, d'ailleurs, ne restent jamais ignorées des juges.

Lorsque l'exécution est accomplie, les condamnés graciés apprennent qu'ils

---

[1] Sing-pou signifie littéralement bureau des punitions.
[2] Si la peine de mort a été prononcée, on en désigne le genre, savoir : la laceration, la décapitation, la strangulation.
[3] La prison est ordinairement dans un des bâtiments du Sing-pou.

ont été l'objet de la clémence impériale et ils sont aussitôt mis en liberté[1].

Voici quelques détails sur la composition et la manière dont fonctionne une Cour d'assises criminelles à Canton[2] : le tribunal siège au Ta-tung ou grande salle du Ya-men ; à l'extrémité s'élève une estrade où sont rangés le fauteuil et la table du gouverneur de la ville ; au dessous de cette estrade et de chaque côté prennent place le trésorier, le grand juge, l'intendant de la gabelle et l'intendant des grains ; ce sont les autorités supérieures formant la Cour ; dans des chambres voisines se tiennent des officiers civils ; le gouverneur a à sa gauche le préfet et à sa droite le commandant militaire et ses lieutenants ; derrière et debout est un huissier chargé de transmettre ses ordres. Le Président se fait apporter les dossiers des inculpés ; il les examine puis appelant chacun par son nom, ceux-ci arrivent successivement dans le prétoire et s'agenouillent.

Alors commence l'interrogatoire. La diversité des dialectes nécessite le plus souvent la traduction, par des interprètes, des demandes et réponses, et celles-ci reproduisent toujours à peu près celles qui sont contenues dans la première enquête ; chacun des inculpés est questionné sur les plaintes qu'il peut avoir à adresser au sujet de la manière dont il a été traité pendant son emprisonnement ; mais cette formalité n'arrête pas longtemps ; le prisonnier est en général très abattu et dans un tel état de prostation qu'il n'a plus l'énergie de se plaindre.

Le Président, après un temps plus ou moins long, suivant la nature du cas, prend la parole et prononce la peine ; celle-ci est le plus souvent la mort. Le juge est alors interpellé et on lui demande si l'enquête a été bien conduite et s'il adhère à la sentence qui vient d'être rendue ; il a le droit de présenter des objections, mais il n'en use guère. Cependant s'il en fait, le Président prend l'avis de chacun des membres de la Cour et s'y conforme.

---

1) Théoriquement cela se passe ainsi ; mais dans la pratique les choses s'exécutent d'une façon plus sommaire : dans les provinces, le procédé Wang-ming dont il sera question plus loin, à cette même note, dispense de recourir à la clémence impériale et les exécutions n'attendent pas le solstice d'hiver, époque fixée par la loi et en dehors de laquelle ces exécutions ne doivent pas avoir lieu : le Wang-ming est un procédé très fréquemment usité.

Quant à la protestation du condamné qui entraînerait une nouvelle procédure, on n'en tient guère compte : le temps passé en prison et dans des conditions telles que celles qui existent à l'époque présente ont enlevé au malheureux toute énergie devant le sort qui l'attend.

2 En dehors de Pékin, il y a cinq tribunaux : Nord, Sud, Est, Ouest, Centre, auxquels correspondent cinq circonscriptions pour les affaires criminelles. — Dans les provinces, le coupable est conduit à son propre mandarin qui le dirige chez le mandarin du Foo (supérieur de l'ordre) ; après examen de l'affaire, on adresse un mémoire au vice-roi qui prononce s'il y a lieu de retenir l'affaire ; dans ce dernier cas, elle suit son cours et les choses se passent comme elles ont été décrites. La loi ne consacre pas le principe des témoignages à charge ou à décharge : occasionnellement, si le prévenu désigne des témoins pour le besoin de sa cause, il a le droit de les faire comparaître ; mais il en use peu à cause des difficultés qui lui sont créées et qui se rapportent aux nécessités de dépenses qu'il lui est presque toujours impossible de faire, comme nous l'avons dit plus haut.

Quant aux formules de serment usitées, il y en a trois : La première consiste à briser une tasse à thé en disant : Puis-je être ainsi brisé si je mens !

La deuxième à éteindre une chandelle en disant : Puis-je être éteint comme cette flamme !

La troisième à couper la tête d'un coq en disant : Puis-je mourir sous le couteau si je mens !

Telle est la théorie, mais on s'en sert peu dans la pratique : la troisième semble cependant être parfois employée (Staunton va plus loin : elle n'est selon lui jamais admise ou requise dans les procès, elle est en revanche très fréquente dans les discussions ou disputes). Il va sans dire qu'aucune d'elles n'empêche le mensonge ; à proprement parler, dans le serment judiciaire, les Chinois ne jurent pas, car jurer est en opposition avec les principes du bouddhisme ; mais ils prennent à témoins le ciel et la terre.

C'est au tour de l'accusé : on lui demande s'il n'a rien à dire ; dans le cas où il proteste et se déclare innocent, le Président en prend acte et il déclare qu'il y a lieu ou non de renvoyer l'affaire à la nouvelle session, c'est-à-dire à l'année suivante. Ce cas se présente rarement, car il entraîne de graves conséquences, et le juge qui a instruit l'affaire est rendu responsable des frais du procès et puni proportionnellement à la peine prononcée.

Quand le coupable a encouru le châtiment le plus sévère, la mort, le Président use d'un droit que la loi lui accorde et requiert le Wang-ming-p'ai, qui consiste en ce qu'il sera procédé à l'exécution sans délai et sans attendre la décision impériale. Alors toute la Cour se lève et passe dans la pièce voisine : les préfets et les autres officiers quittent le prétoire ; après quelques instants, le Président fait son entrée sous le vestibule ; il se place dans la direction du nord, c'est-à-dire de Pékin et il exécute trois génuflexions, puis il requiert à haute voix le Wang-ming : à ce moment s'avance un officier tenant un drapeau où est inscrite la délégation impériale en vertu de laquelle l'exécution aura lieu sans délai.

Prenant alors la parole, le Président résume les débats ; il énonce la nature du crime et l'impartialité avec laquelle l'instruction et la procédure ont été conduites ainsi que l'équité du jugement ; toute la Cour se prosterne et chacun frappe de la tête celle de son voisin.

La grande porte du prétoire s'ouvre, le condamné sort, et les membres de la Cour quittent le Ya-men. Le condamné est conduit au supplice, mais avant de se mettre en route, on lui sert une tasse de riz et trois coupes de vin [1] ; c'est son droit et si on l'oublie, ce qui d'ailleurs n'est pas rare, il a encore la ressource des parents et des amis qui sont autorisés à lui apporter des aliments auxquels ils joignent des liqueurs fortes et même des drogues excitantes, de telle sorte que le malheureux prend subitement des allures énergiques et résolues. Parfois ces drogues sont stupéfiantes ; dans ce cas il manifeste une indifférence complète et jusqu'à un état d'insensibilité qui adoucira son supplice ; à défaut de parents et d'amis ces drogues lui sont procurées par les geôliers, moyennant salaire, bien entendu ; et puis, sur le chemin du supplice, il y a des cabarets où il peut encore faire autant de stations qu'il veut, s'il peut payer. De la sorte, il arrive à une dose d'ivresse qui se traduit soit par des injures aux passants et aux gardes qui s'en soucient peu, soit par des plaisanteries qui font un pénible contraste avec la circonstance.

Lorsque plusieurs condamnés marchent en même temps à la mort, on en voit qui se lamentent et implorent la pitié ; ceux-là ont été privés des libations que leur manque de ressources ne leur a pas permises. D'autres nus, laissent voir leur membres décharnés ; ils se traînent avec peine, accablés sous le poids des chaînes [2]. Quelques-uns sont sans force, et on les porte sur des brancards de bambou ; à côté d'eux, il en est de mieux partagés ; ils sont vêtus de neuf ; leurs parents leur ont apporté des habits et c'est là un précieux adoucissement

---

1) Ce vin offert au condamné s'appelle le Tsi-tsing.
2) Régulièrement au sortir du tribunal, on délivre le condamné de ses chaînes ; mais on oublie le plus souvent de le faire.

à la douleur du malheureux qui va paraître dans le monde des ténèbres dans une tenue soignée : car telle est la croyance de tout Chinois.

C'est un jour d'avril : le soleil touche l'horizon ; un cortège de cinquante condamnés à mort est en marche pour se rendre dans un lieu situé à l'est de la ville de Canton ; cette place mesure environ cent mètres de largeur et un peu plus de longueur ; le sol est jonché d'ossements et de chair humaine et souillé de sang qui a coulé la veille ; à ce sang sont mêlés les immondices que versent les habitants des quartiers voisins ; çà et là vaguent des pourceaux alléchés par les senteurs d'une fange dont la teinte rouge leur indique qu'ils vont trouver un mets accommodé à leurs goûts.

Sur l'un des côtés de la place s'élève un mur blanchi à la chaux et maculé de sang à la partie inférieure : car tout le long s'étend une auge en bois, profonde de cinq à six pieds.

Cette auge est le réceptacle des têtes.

Sur l'autre côté de la place est un atelier de charpentier où s'élève une terrasse de laquelle on domine de manière à voir la scène qui va bientôt commencer. Quelques curieux ont, moyennant sapèques, pris place et attendent ; d'autres se tiennent aux abords des rues adjacentes ; ce sont les derniers de la foule qu'une escouade de soldats à cheval a balayés devant eux, car le cortège s'avance et se déroule bientôt en une longue file. Le voici tout entier arrivé : alors chaque garde ordonne au prisonnier qu'il escorte de se mettre à genoux, celui-ci obéit et s'enfonce dans le sol pétri de boue et de sang.

A l'un des angles de la place on a dressé une tente : le juge et le préfet y sont arrivés afin de présider la cérémonie. Il est vrai que le plus souvent ils s'en abstiennent et délèguent à leur place des magistrats et des officiers de rang inférieur ; puis, ils adressent au gouverneur et au Foo-yuen un rapport où ils attestent qu'ils ont assisté à cette cérémonie.

Enfin l'ordre est donné d'amener le drapeau impérial : l'officier à cheval qui le porte s'avance et se place sous la tente : c'est le signal de l'exécution ; les bourreaux s'apprêtent : ils retroussent leurs manches, nouent les cordons de leur tablier jaune et s'approchent du condamné. Celui-ci est saisi par deux aides : l'un placé en arrière applique ses mains sur les épaules, arcboute son genou contre le dos et maintient solidement le corps ; l'autre passe une corde sous le cou, la fait revenir entre les deux mâchoires, et au sommet de la tête, puis l'enroule autour de la tresse ou des cheveux et tire fortement sur la tête ; de la sorte le malheureux est absolument immobilisé ; le bourreau alors lève un sabre court, épais et pesant, et d'un coup il tranche cette tête.

Il accomplit sa fonction avec une sûreté et une précision merveilleuses : car il est secondé par une expérience très fréquemment entretenue et surtout par le défaut absolu de résistance de la part du condamné ; ainsi va-t-il de l'un à l'autre avec une rapidité telle qu'en moins de quelques minutes les trois bourreaux ont fait rouler cinquante têtes.

Qu'une d'elles tienne encore un peu par un lambeau de peau, il n'en a cure : l'aide le coupera prestement. Les corps se sont affaissés ; on les laisse jusqu'au lendemain après les avoir débarrassés des liens qui les attachent : la loi défend de toucher aux corps, mais à Canton, il y en a trop, et on les conduit à une fosse commune. C'est assez des têtes qui sont jetées au baquet du mur et y restent; elles débordent d'ailleurs, car elles viennent s'ajouter à une centaine d'autres remontant aux exécutions précédentes et toutes arrivées à divers degrés de putréfaction : l'air en est infecté.

Le lendemain des affiches sont placardées dans les rues et la population de Canton lit la proclamation qui suit :

« Hier, Leurs Excellences ayant franchi les grandes portes, se sont dirigées vers le vestibule du Tribunal : autour d'elles se sont rangés la cour, les magistrats et le juge ; les officiers de police ont amené les prisonniers des districts...

« L'interrogatoire terminé, le Président a rendu un jugement et a requis le Wang-ming : les criminels ont été conduits au lieu du supplice et exécutés. »

ANGERS, IMPRIMERIE BURDIN ET Cⁱᵉ, RUE GARNIER, 4.

www.ingramcontent.com/pod-product-compliance
Ingram Content Group UK Ltd.
Pitfield, Milton Keynes, MK11 3LW, UK
UKHW031828170726
13836UKWH00004B/1560